常用药物临床特点与合理应用

谭晓莉 主 编

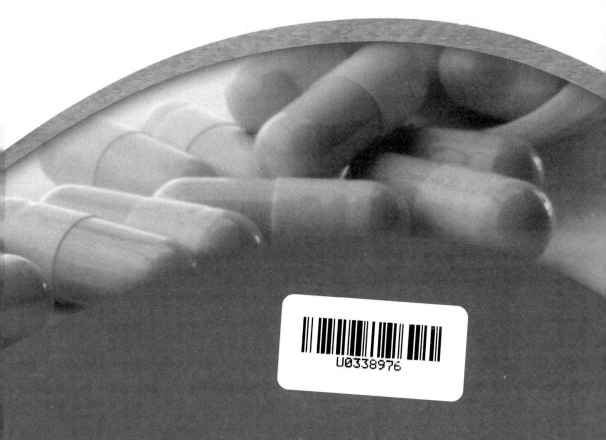

国家一级出版社　中国纺织出版社　全国百佳图书出版单位

图书在版编目（CIP）数据

常用药物临床特点与合理应用 / 谭晓莉主编. -- 北京：中国纺织出版社, 2019.5

ISBN 978-7-5180-5777-1

Ⅰ.①常… Ⅱ.①谭… Ⅲ.①临床药学 Ⅳ.①R97

中国版本图书馆CIP数据核字（2018）第279320号

策划编辑：樊雅莉　　　　责任印制：王艳丽

中国纺织出版社出版发行

地址：北京市朝阳区百子湾东里A407号楼　邮政编码：100124

销售电话：010 - 67004422　传真：010 - 87155801

http://www.c-textilep.com

E-mail: faxing@c-textilep.com

中国纺织出版社天猫旗舰店

官方微博http://weibo.com/2119887771

北京玺诚印务有限公司印刷　　　各地新华书店经销

2019年5月第1版第1次印刷

开本：710×1000　1/16　印张：9.75

字数：187千字　定价：58.00元

前　言

　　药理学在医学与药学发展中起着重要作用，与人类社会的实际需要有着紧密的联系。人们对药理学重要作用的认识越来越深刻，无论药学，还是基础医学、临床医学，都越来越需要药理学。

　　本书在内容上，系统而简明地介绍临床药理学的基本理论和应用问题，内容新颖，反映了现代临床药理学的进展。书中介绍了药物代谢动力学、药物效应动力学、循证医学与临床药物治疗、药物治疗监测、抗中枢神经退行性疾病药、抗高血压药、抗心律失常药、抗缺血性脑卒中药、抗菌药、抗病毒药。本书实用性强，可供从事相关工作的人员作为参考用书使用。

　　由于编者编写水平有限及编写时间仓促，加之受篇幅所限，书中难免存在一些疏漏或缺点，恳请读者见谅，并予以批评指正。

编　者
2018 年 10 月

目　　录

第一章　药物代谢动力学 ……………………………………………（ 1 ）

第一节　药物的转运 …………………………………………（ 1 ）

第二节　药物的体内过程 ……………………………………（ 2 ）

第三节　药物代谢动力学基本概念 …………………………（ 6 ）

第二章　药物效应动力学 ……………………………………………（ 9 ）

第一节　药物作用的基本规律 ………………………………（ 9 ）

第二节　药物的量效关系 ……………………………………（ 12 ）

第三节　药物的作用机制 ……………………………………（ 13 ）

第三章　循证医学与临床药物治疗 …………………………………（ 16 ）

第一节　循证医学 ……………………………………………（ 16 ）

第二节　循证药学与临床药物治疗 …………………………（ 18 ）

第三节　诊疗指南与临床药物治疗 …………………………（ 42 ）

第四章　药物治疗监测 ………………………………………………（ 52 ）

第一节　治疗药物监测的基础 ………………………………（ 52 ）

第二节　治疗药物监测的指征 ………………………………（ 58 ）

第三节　治疗药物监测的临床意义 …………………………（ 60 ）

第五章　抗中枢神经退行性疾病药 …………………………………（ 64 ）

第一节　抗帕金森病药 ………………………………………（ 64 ）

第二节　治疗阿尔茨海默病药 ………………………………（ 70 ）

第六章　抗高血压药 …………………………………………………（ 73 ）

第一节　抗高血压药的分类 …………………………………（ 73 ）

第二节　常用抗高血压药 ……………………………………（ 74 ）

第三节　其他抗高血压药 ……………………………………（ 82 ）

第四节　抗高血压药的合理应用 ……………………………（ 86 ）

第七章　抗心律失常药 ………………………………………………（ 89 ）

第一节　心律失常的电生理学基础 …………………………（ 89 ）

第二节　抗心律失常的基本电生理作用及药物分类 ………（ 91 ）

第三节　常用抗心律失常药 ……………………………………（ 92 ）

第四节　快速型心律失常的药物选用 …………………………（ 97 ）

第八章　抗缺血性脑卒中药 ……………………………………（ 99 ）

第一节　概述 ……………………………………………………（ 99 ）

第二节　抗缺血性脑卒中药 ……………………………………（100）

第九章　抗菌药 …………………………………………………（115）

第一节　概述 ……………………………………………………（115）

第二节　抗菌药物的药代动力学 ………………………………（118）

第三节　抗菌药物的作用机制和耐药性 ………………………（120）

第十章　抗病毒药 ………………………………………………（125）

参 考 文 献 ……………………………………………………（148）

第一章　药物代谢动力学

第一节　药物的转运

药物在体内通过各种生物膜的过程称为药物的转运,又称药物的跨膜转运。药物的吸收、分布、排泄都需要多次生物转运。药物转运主要有被动转运和主动转运两种方式。

一、被动转运

药物由高浓度一侧向低浓度一侧转运,为不消耗化学能的顺浓度差转运,其转运的速度与细胞膜两侧浓度差成正比,浓度差越大,药物转运的速度越快。被动转运有以下几种类型。

1.简单扩散　简单扩散又称脂溶扩散。药物因其脂溶性溶解于细胞膜脂质层,以膜两侧的药物浓度差透过细胞膜,扩散至低浓度侧。其特点为不需要载体,不消耗化学能,转运无饱和现象,不同药物之间无竞争抑制现象,当细胞膜两侧浓度达平衡时转运停止。影响简单扩散的因素主要有药物的溶解度、解离度、极性大小和脂溶性高低。因大多数药物呈弱酸性或弱碱性,在溶液中一定的 pH 值环境下可发生解离,故药物在体液中常以解离型和非解离型两种形式存在。非解离型药物极性小,脂溶性较高,易于跨膜转运;而解离型药物极性高,脂溶性较低而不易跨膜转运。因此当溶液中 pH 值发生改变时可影响药物的跨膜转运。多数药物都以此方式转运。

2.膜孔扩散　膜孔扩散又称滤过。小分子水溶性药物可通过细胞膜的膜孔扩散。其受流体静压和渗透压的影响。毛细血管壁的膜孔较大,有些药物易通过;细胞膜的膜孔较小,只有小分子药物可以通过。

3.易化扩散　易化扩散包括不耗能的载体转运和离子通道转运。前者的转运受膜两侧浓度差影响,如不溶于脂质的药物、葡萄糖、氨基酸、核苷酸等,依赖细胞膜上的特定载体进行不耗能的顺浓度差转运,其特点是:①载体具有高度特异性。

②有饱和现象及竞争性抑制现象。后者的转运受细胞膜两侧电位差的影响,如 Na^+、K^+、Ca^{2+} 等,可经细胞膜上特定通道,由高浓度一侧向低浓度一侧转运。

二、主动转运

为耗能的逆浓度差转运。其特点是:①需要载体协助,药物与载体结合后,将药物由低浓度一侧转向高浓度一侧。②消耗能量。③载体对药物有高度特异性。④有饱和现象及竞争性抑制现象,如:甲状腺细胞膜上的碘泵,可将碘主动转运至细胞内;肾小管上皮细胞主动转运系统可将青霉素转运至肾小管管腔由尿排出。

第二节 药物的体内过程

药物的体内过程包括吸收、分布、代谢和排泄(图 1-1)。

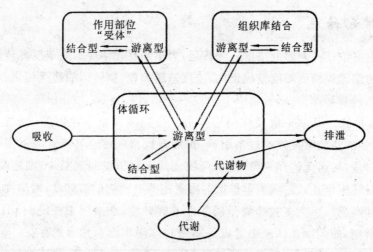

图 1-1 药物的体内过程

一、药物的吸收

药物从给药部位进入血液循环的过程称为吸收。药物吸收的速度和程度直接影响药理效应产生的快慢和强弱。吸收快而完全的药物,显效快而效应强;反之,则显效慢而效应弱。

(一)吸收部位及特点

1.消化道的吸收

(1)口服给药,简便安全,为最常用的给药途径,药物主要经胃肠道吸收。胃的吸收面积较小,排空较快,所以药物在胃的吸收较少,除少部分弱酸性药物如阿司匹林等可在胃内部分吸收外,绝大多数药物主要在肠道吸收。小肠吸收面积大、血流丰富,小肠液酸碱度适中(pH 5.0～8.0),对药物解离影响小,利于多数药物的吸收。

首过消除:由胃肠道吸收的药物,经门静脉进入肝脏再到体循环,有些药物首次通过肠黏膜及肝脏时部分被代谢,使进入体循环的药量减少、药效降低,这种现象被称为首过消除。首过消除率高的药物不宜口服给药,如硝酸甘油口服首过消除率可达90%。

(2)舌下给药,吸收迅速,给药方便,且可避开首过消除。舌下黏膜血流丰富,但吸收面积较小,适用于脂溶性较高、用量较小的药物。

(3)直肠给药。药物经肛门灌肠或使用栓剂置入直肠或结肠,由直肠或结肠黏膜吸收,虽然吸收面积不大,吸收量较口服少,但起效快,可避免首过消除。

2.皮下或肌肉组织的吸收　皮下或肌肉给药后,药物通过毛细血管进入血液循环,其吸收速度主要与局部组织血流量及药物制剂有关。由于肌肉组织血流量较皮下组织丰富,故肌内注射比皮下注射吸收快。当休克时,因周围循环不良,皮下和肌内注射吸收速度均明显减慢,需静脉注射才能达到急救的目的。

3.皮肤、黏膜和肺泡的吸收　完整的皮肤吸收能力很差,外用药物时,因皮脂腺的分泌物覆盖在皮肤表面,可阻止水溶性药物的吸收,外用药物主要发挥局部作用,皮肤角质层可使部分脂溶性高的药物通过。黏膜给药除前述的舌下和直肠给药外,尚有鼻腔黏膜给药,如安乃近滴鼻用于小儿高热等。肺泡表面积较大且血流丰富,气体、挥发性液体和气雾剂等均可通过肺泡壁而被迅速吸收。

(二)影响药物吸收的因素

影响药物吸收的因素,除上述给药途径外,尚与以下因素有关。

1.药物的理化性质　一般来说,药物分子量小、脂溶性高、溶解度大,易被吸收;反之则难以吸收。

2.药物的剂型　同一药物,不同剂型、不同批号、不同厂家,其吸收率不同,生物利用度也不同。口服给药液体制剂比固体制剂吸收快,固体制剂的吸收速度为胶囊剂＞片剂＞丸剂。皮下或肌内注射给药:水溶液吸收＞混悬液＞油剂。缓释剂和控释剂可缓慢或恒速释放,血药浓度较平稳,其疗效持久。

3.吸收环境　局部吸收面积、pH值、血流情况、胃肠排空速度等均可影响药物的吸收。局部吸收面积大,血流丰富,药物解离度低的吸收快而完全。空腹时药物吸收快,餐后药物吸收平稳。

二、药物的分布

药物从血液循环到达各组织器官的过程称为分布。药物在体内的分布是不均匀的,受很多因素的影响,主要有以下几个方面。

1.体液的 pH 值与药物的理化性质　生理情况下,细胞内液 pH 值为 7.0,细胞外液 pH 值为 7.4,弱碱性药物在细胞外解离少,易扩散进入细胞内液;弱酸性药物则相反,在细胞外液浓度高。如果改变体液 pH 值,则可影响药物的分布。如用碳酸氢钠碱化血液及尿液,可促使苯巴比妥等弱酸性药物从组织向血浆转移、减少在肾小管的吸收,从而加速酸性药物从尿中排出,用于解救药物中毒。此外,脂溶性或水溶性小分子药物易通过毛细血管壁,由血液分布到组织;水溶性大分子药物难以透出血管壁进入组织。如甘露醇由于分子较大,不易透出血管壁,故静脉滴注后,可提高血浆渗透压,使组织脱水。

2.药物与血浆蛋白结合　在治疗时,药物与血浆蛋白结合的百分率,表示该药与血浆蛋白结合的程度。多数药物进入血液循环后,可不同程度地与血浆蛋白结合,药物与血浆蛋白结合率是决定药物在体内分布的重要因素,药物与血浆蛋白结合具有以下特点:①结合是可逆的。②暂时失去药理活性。③由于分子体积增大,不易透出血管壁,限制了其转运。④药物之间具有竞争蛋白结合的置换现象。血浆蛋白结合率高的药物显效慢,作用持续时间长;反之,显效快,维持时间短。结合率高的药物可影响结合率低的药物作用,使后者游离浓度增高,增加其作用及毒性。

3.药物与组织的亲和力　有些药物对某些组织有特殊的亲和力,因而在该组织的浓度较高,因此导致了药物在不同组织中呈现不均匀的分布。例如,抗疟药氯喹在肝中浓度比血浆浓度高约 700 倍,碘在甲状腺中的浓度比血浆中浓度高约25 倍。

4.血脑屏障与胎盘屏障

(1)血脑屏障,是指血液与脑细胞、血液与脑脊液、脑脊液与脑细胞之间 3 种屏障的总称。脑组织毛细血管内皮细胞间紧密连接,基底膜外还有一层星状胶质细胞包围。使许多大分子、水溶性或解离型药物不能通过血脑屏障,所以不易进入脑组织。故脑脊液中药物浓度总是低于血浆浓度,这是大脑的自我保护机制。但当脑膜发生炎症时,血脑屏障的通透性增加,使某些药物进入脑脊液中的量增多,如青霉素在脑膜炎患者的脑脊液中可达有效浓度。

(2)胎盘屏障,是胎盘绒毛与子宫血窦之间的屏障。由于母亲与胎儿间交换营养成分与代谢废物的需要,其通透性与一般毛细管无明显差别,几乎所有的药物都能通过胎盘进入胎儿体内。故妊娠期间禁用毒性强或可致畸胎的药物,其他药物也应该慎用。

三、药物的代谢

药物在体内发生的化学变化称为药物的代谢,又称生物转化。大多数药物经代谢后失去药理活性,故称为灭活。但有的药物如地西泮、水合氯醛等,其代谢产物仍具有药理活性;少数药物如环磷酰胺等,只有经过代谢才具有药理活性;也有的药物如青霉素等,不经代谢,而是以原形由肾排泄。肝脏是药物代谢的主要器官,其次是肠、肾、肺和血浆等。药物在肝脏代谢时受肝功能影响,肝功能不全时可使经肝代谢的药物在体内蓄积,其作用与毒性均增强。

1.药物代谢方式　药物在体内的代谢可分为两个时相,包括两种方式:Ⅰ相反应,包括氧化、还原、水解,可使多数药物被灭活,也可使少数药物被活化;Ⅱ相反应为结合反应,使药物或Ⅰ相反应后的产物与体内的葡萄糖醛酸、乙酰基、硫酸基、甲基等结合而使药物活性减弱或消失、水溶性和极性增加,易排出。

2.药酶　药物进行代谢有赖于酶的催化,促进药物代谢的酶,可分为两大类,一类为特异性酶,其催化特定的底物,如胆碱酯酶选择性水解乙酰胆碱;另一类为非特异性酶,一般指肝脏微粒体混合功能酶系统,此酶系统可代谢数百种化合物,是肝内促进药物代谢的主要酶系统,由于存在于肝细胞的内质网中,故又称为肝药酶或药酶。肝药酶的活性和数量个体差异性较大,受遗传因素、年龄、营养、病理状态及药物作用的影响。

3.药酶诱导剂与抑制剂　能使肝药酶活性增强或合成增多的药物称为药酶诱导剂,如苯妥英钠、利福平等,可使在肝脏代谢的药物消除加快,药效减弱。能使肝药酶活性减弱或合成减少的药物称为药酶抑制剂,如异烟肼、氯霉素等,可使在肝脏代谢的药物消除减慢,药效增强。

四、药物的排泄

药物自体内以原形或代谢产物经不同途径排出体外的过程,称为药物的排泄。肾脏是机体排泄药物的主要器官,部分药物也可经胆道、肠道、肺、乳腺、唾液腺、汗腺及泪腺等排泄。

(一)肾脏排泄

药物及其代谢产物经肾脏排泄的主要方式是肾小球滤过,其次是肾小管的分泌。

　　1.肾小球滤过　肾小球毛细血管膜孔较大,血流丰富,除与血浆蛋白结合的结合型药物外,游离型药物及代谢产物均可滤过进入肾小管。部分药物被肾小管重吸收,脂溶性高的药物重吸收多,排泄少;水溶性药物重吸收少,排泄多。当尿量增多及尿液中药物浓度降低,可使重吸收减少,排泄增多。尿液 pH 值的改变也可影响药物的排泄,弱酸性药物在碱性尿液中解离度大,脂溶性低,不易被重吸收,排泄多;而在酸性尿液中解离度小,脂溶性高,重吸收多,排泄少。弱碱性药物与之相反,如弱酸性药物巴比妥类、水杨酸类中毒时,静脉点滴碳酸氢钠碱化尿液,可促进药物的解离,减少重吸收,加快排泄,达到解救中毒的目的。

　　当肾功能不全时,经肾排泄的药物减少。经肾排泄的药物浓度较高时,有利于泌尿道感染的治疗,但同时也增加了对肾脏的毒性。

　　2.肾小管主动分泌　同一载体分泌的两种药物相互间有竞争性抑制现象,如青霉素和丙磺舒合用,后者可竞争性抑制青霉素的主动转运,使肾小管分泌青霉素减少,从而提高青霉素的血药浓度,使其作用时间延长。

(二)胆汁排泄

　　分泌到胆汁内的药物及其代谢产物经胆道及胆总管进入肠腔后随粪便排出。有的药物在肠道再次被吸收入血,形成肝肠循环。肝肠循环可使药物的半衰期及作用时间延长。阻断肝肠循环可加速药物的排泄,如强心甘中毒后,口服考来烯胺,可阻断其肝肠循环,加快排泄,是解救中毒的措施之一。经胆汁排泄的药物浓度较高时,有利于胆道疾病的治疗,如红霉素、四环素等。

(三)其他排泄途径

　　弱碱性药物易经乳汁排泄,可对乳儿产生影响,如吗啡、氯霉素等。挥发性药物主要经肺排出,如吸入性麻醉药。某些药物可经唾液排泄,采血困难时可采取唾液测定药物浓度。还有的药物可经汗腺排泄,如利福平。微量金属元素可经头发排泄,其有助于中毒诊断。

第三节　药物代谢动力学基本概念

一、药物的消除

　　药物的消除包括药物的代谢和排泄过程。按药物消除速率与血浆药物浓度(简称血药浓度)之间的关系可将药物消除动力学分为以下两类。

1.恒比消除　恒比消除又称一级消除动力学,是指单位时间内消除恒定比例的药物。其特点是:①单位时间内消除的药物量与血药浓度成正比。即血药浓度高,单位时间内消除的药量多;当血药浓度降低,药物消除速率也成比例下降。②有固定的半衰期。其药—时曲线在坐标图上做图时呈曲线,在半对数坐标图上则为直线。大多数药物在治疗量时的消除呈恒比消除。

2.恒量消除　恒量消除又称零级消除动力学,是指单位时间内消除恒定数量的药物。其特点是:①单位时间内消除的药物量与血药浓度无关,即无论血药浓度高低,单位时间内消除的药量相等。②无固定半衰期,其药—时曲线在坐标图上做图时呈直线,在半对数坐标图上的药—时曲线的下降部分呈曲线。此类消除多在机体消除能力低下或药量超过机体最大消除能力时发生,当药物浓度降到机体最大消除能力以下时,则又变为恒比消除。

二、时量曲线

体内血药浓度随着给药时间的变化而变化,以血药浓度为纵坐标,时间为横坐标做图,即为血药浓度—时间曲线,又称时量曲线。

1.单次给药的时量曲线　单次非静脉给药,当药物的吸收大于药物消除时形成曲线的升段,其坡度反映药物吸收的速度。坡度陡,则药物吸收快。当药物吸收速度与消除速度基本相等时则达到最高血药浓度,即峰浓度(C_{max})。当药物的吸收小于药物消除时形成曲线降段,其坡度同样反映药物消除速度,坡度陡,则药物消除快。

2.多次给药的时量曲线　多次给药按恒比消除的药物在连续恒速或分次恒量给药过程中,血药浓度会逐渐增高,当药物吸收速度等于消除速度时,血药浓度基本稳定,此时的血药浓度称为稳态浓度(C_{ss})。其峰值为峰浓度(C_{max}),谷值为谷浓度(C_{min}),两者间范围为波动幅度。

3.C_{ss}的特点与意义　①恒比消除的药物恒量给药时经 4～5 个半衰期可达稳态浓度。②恒速静脉给药血药浓度可平稳达 C_{ss}。③C_{ss}的高低取决于恒量给药时连续给药的剂量,连续给药剂量大,则 C_{ss} 高。单位时间内给药总量不变时,分次给药,血药浓度呈上下波动,给药间隔越长、波动越大,延长或缩短给药间隔,并不影响达 C_{ss} 的时间。④病情紧急或需迅速产生药效时,可采取负荷剂量,以便首次给药即达 C_{ss}。若给药间隔与半衰期相近,可采用首剂加倍,后给予维持剂量。若连续恒速静脉给药,可将第一个半衰期内静脉滴注药量的 1.44 倍在开始时静脉注入,后恒速滴注,可迅速达 C_{ss}。

三、基本概念

1.生物利用度　生物利用度是指药物实际被吸收进入血循环的药量占所给总药量的百分率,用 F 表示。

$$生物利用度=\frac{实际吸收药量}{给药剂量}\times100\%$$

通常药物吸收量可用药—时曲线下面积(AUC)来估算。静脉注射药物全部进入血液循环,F 为 100%。其他给药途径的 F 均达不到 100%。F 分为绝对生物利用度和相对生物利用度。

$$绝对生物利用度(\%)=\frac{血管外给药\ AUC}{静脉给药\ AUC}\times100\%$$

$$相对生物利用度(\%)=\frac{待测制剂\ AUC}{标准制剂\ AUC}\times100\%$$

生物利用度是评价药物吸收率、制剂质量或生物等效性的一个重要指标;绝对生物利用度可用于评价同一药物不同途径给药的吸收利用程度;相对生物利用度可用于评价药物剂型对吸收率的影响,可以反映不同厂家同一种制剂或同一厂家的不同批号药品的吸收情况。

2.半衰期　半衰期($t_{1/2}$)通常是指血浆半衰期,即血浆药物浓度下降一半所需要的时间。反映药物在体内的消除速度。恒比消除的药物 $t_{1/2}$ 为恒定值,不受血药浓度和给药途径的影响。代谢和排泄功能低下时,$t_{1/2}$ 则延长。

半衰期的临床意义:①确定给药的间隔时间,$t_{1/2}$ 短则给药间隔时间短,$t_{1/2}$ 长则给药间隔时间长,既保证疗效,又可避免蓄积中毒。②预测达 C_{ss} 的时间和药物基本消除的时间。③作为药物分类依据,根据 $t_{1/2}$ 的长短,可将药物分为超短效药、短效药、中效药、长效药、超长效药。

3.清除率　清除率(CL)指机体在单位时间内能清除多少容积血浆中的药物,即单位时间内有多少毫升血浆中所含药物被机体清除(单位 mL/min 或 L/h)。CL 为体内所有消除器官消除药物之总和,消除功能降低时,CL 下降,体内药物易蓄积,$t_{1/2}$ 则延长。

第二章　药物效应动力学

第一节　药物作用的基本规律

一、药物作用

1.药物作用与药理效应　药物作用是指药物与机体间的初始作用。药理效应是药物作用引起机体反应的表现。例如,肾上腺素对血管的初始作用是激动 α 受体,而药理效应是引起血管收缩、血压升高,作用是动因,效应是结果。由于二者意义接近,习惯上常通用。

2.药物的基本作用　药物对机体原有功能水平的调节称为药物的基本作用。使原有功能水平提高称为兴奋,如腺体分泌增多、脉搏加快、酶活性增强等。使原有功能水平降低称为抑制,如肌肉松弛、血压降低、心肌收缩力减弱等。在一定条件下,药物的兴奋与抑制可发生转化,如中枢神经兴奋药过量时可出现惊厥,长时间的惊厥又会转为衰竭性抑制,甚至死亡。某些药物在同一机体内对不同的组织器官可以产生不同的作用,如肾上腺素对心脏呈现兴奋作用,而对支气管平滑肌则呈现抑制作用使其舒张。

二、药物作用的主要类型

1.局部作用和吸收作用　局部作用是指药物被吸收入血之前,在用药局部所产生的作用。例如,碘酊、酒精的皮肤消毒作用,口服抗酸药的中和胃酸作用,局麻药的局部麻醉作用。吸收作用是指药物吸收入血后随血液循环分布全身各组织器官所呈现的作用,也称为全身作用。如卡托普利的降血压作用以及阿司匹林的解热镇痛作用。

2.直接作用和间接作用　药物对所接触的组织器官直接产生的作用称为直接作用。而由直接作用引发的其他作用称为间接作用。例如,去甲肾上腺素激动 α 受体,使血管收缩、血压升高,属于直接作用;而由于血压升高反射性引起心率减慢,则属于间接作用。

3.选择作用和普遍作用　药物对机体不同组织器官在作用性质或作用强度上的差异称为药物作用的选择性,即选择作用。药物的选择性主要与以下因素有关:①不同组织器官对药物的亲和力或敏感性不同,使得药物的分布不同。如甲状腺对碘的摄取力强,使得碘在甲状腺的分布明显地高于其他组织。②受体在不同组织器官上分布的种类和数量不同。③机体不同组织器官结构或生化功能不同。

药物的选择性是相对的,当剂量增大时,选择性降低,作用范围扩大。如尼可刹米治疗剂量时,可选择性兴奋延髓呼吸中枢,剂量增大可兴奋脊髓,引起惊厥。因此,临床用药应严格掌握药物剂量。

选择性低的药物对机体各组织器官均产生相似的作用,称为普通作用。此类药物大多对细胞原生质有害。如酚、甲醛等可使蛋白质变性,因而不能用于体内,仅作为消毒防腐药用于体外杀菌。

4.防治作用和不良反应　药物作用具有两重性,既可呈现对机体有利的防治作用,又可产生对机体不利的不良反应。

(1)防治作用:凡符合用药目的或能达到防治疾病效果的作用,称为防治作用。分为两类。

①预防作用:是指在疾病或症状发生之前用药,如接种疫苗等。

②治疗作用:是指用药后能改善症状或消除疾病而呈现的作用,包括以下两类。a.对因治疗,消除致病因子,从根本上治愈疾病,也称治本。如异烟肼杀灭结核分枝杆菌,治疗结核病。b.对症治疗,缓解疾病症状或减轻患者痛苦的治疗,也称治标,如解热镇痛药的解热作用。一般来说,急则治标,缓则治本,标本兼治,是临床的治疗原则。

(2)不良反应:凡不符合用药目的并给患者带来不适甚至危害的反应,称为不良反应。多数不良反应是药物固有的,一般情况下是可以预知的,停药后多数可以恢复。少数较严重的或不易恢复的不良反应,被称为药源性疾病,如链霉素引起的神经性耳聋。常见的不良反应有以下几种。

①不良反应,是指药物在治疗量时与治疗作用同时出现的,与用药目的无关的作用,也称副作用。一般对机体危害较轻。多是由于药物的选择性低,其药理效应涉及多个器官,当某一效应为用药目的时,其他效应则为不良反应。因此,不良反应与治疗作用可随用药目的的不同而相互转化。如阿托品用于麻醉前给药时,其抑制腺体分泌为治疗作用,松弛胃肠平滑肌引起腹胀则为不良反应;而治疗腹痛时松弛胃肠平滑肌为治疗作用,抑制腺体分泌则为不良反应。

②毒性反应,是指用药量过大或用药时间过长或药物蓄积过多,而引起的对机体危害较大的反应。毒性反应一般是药物作用的延伸,是可以预知的,应该避免发生。用药剂量过大或用药后迅速发生称为急性毒性反应,多损害循环、呼吸和神经系统的功能。若长期用药,药物在体内逐渐蓄积而发生称为慢性毒性反应,多损害肝、肾、骨髓及内分泌系统等的功能。此外,致癌、致畸、致突变称为三致反应,也属于慢性毒性反应。

③变态反应,是指药物作为抗原或半抗原,刺激机体后所产生的病理性免疫反应,常称为过敏反应。变态反应的发生与药物剂量和药物原有作用无关,用药理性拮抗药解救无效,过敏体质者易发生。过敏原可能是药物本身或其代谢产物、药物制剂中的杂质或辅剂等。首次用药较少发生,常在第二次用药后出现,再用时可再发生。结构相似的药物可发生交叉过敏反应。常见的表现有药物热、皮疹、血管神经性水肿、哮喘等,严重者可发生过敏性休克,如不及时抢救,可导致患者死亡。因此,用药前应详细询问患者用药史及过敏史,并做皮肤过敏试验,还应注意少数假阳性或假阴性反应。

④后遗效应,是指停药后血药浓度降至有效浓度以下时残存的药理效应。此效应持续时间可长可短。如服用巴比妥类催眠药,次晨仍感困倦、乏力等宿醉现象。

⑤继发反应,是指由药物治疗作用而产生的不良后果,也称治疗矛盾。如长期应用广谱抗生素后而引起的继发感染,称为二重感染。

⑥特异质反应,是指少数特异体质患者对某些药物特别敏感而产生的异常反应。多因先天遗传异常所致,特异质反应的严重程度与药物剂量成比例。如葡萄糖-6-磷酸脱氢酶缺乏患者,在应用伯氨喹等药物治疗时易发生溶血现象。

⑦停药反应,是指长期用药后突然停药,原有疾病或症状重现或加剧的现象,也称为反跳。如长期服用可乐定降血压,突然停药后次日血压将明显回升。

⑧耐受性,是指长期反复用药后,机体对药物的反应性降低,需不断增加药量方可维持原有的药理效应。在短时间内多次用药后迅速发生者,称为快速耐受性。

⑨依赖性,是指长期使用某些药物后,机体对该药物产生了躯体性或精神性的依赖和需求,因此可分为躯体依赖性和精神依赖性。精神依赖性也称为心理依赖性,是指患者对药物产生精神上的依赖,停药后有主观上的不适,但无戒断症状。易产生精神依赖性的药物被称为精神药品,如催眠药等。躯体依赖性也称为生理依赖性,是指反复用药后,患者对药物完全依赖,一旦停药就会出现戒断症状,表现为一系列的生理功能紊乱。易产生躯体依赖性的药物被称为麻醉药品,如吗啡等。

一旦产生躯体依赖的患者,为求得继续用药,可不择手段,甚至丧失道德与人格。对此,我国于1978年颁布实施《麻醉药品管理条例》,该条例对麻醉药品的保管和使用均有严格规定,医药工作者应严格遵守。

第二节　药物的量效关系

一、药物剂量与药物效应

药物剂量,即用药的分量。药物剂量大小是决定药物效应强弱的主要因素之一。一般来说,在一定范围内,药物剂量越大,血药浓度越高,药物效应也越强,但超过一定范围,则会引起中毒,甚至死亡。

二、量效曲线

以药理效应为纵坐标,药物剂量或血药浓度为横坐标绘制出的曲线,即为量—效曲线。

1.量反应量—效曲线　药理效应的强弱随药物剂量呈连续增减,可用具体数量或最大效应的百分率表示者,称为量反应。如:呼吸频率的快慢、血压的升降、尿量的多少等;若以药理效应强度为纵坐标,以药物剂量或血药浓度为横坐标,其量反应量—效曲线呈长尾S形;若以药理效应强度为纵坐标,以对数药物剂量或对数血药浓度为横坐标,则呈典型对称S形曲线。

2.质反应量—效曲线　药理效应以阳性或阴性、有效或无效、全或无等方式表示者,称为质反应,如生存或死亡、惊厥发生或不发生等。若以阳性反应发生频率为纵坐标,以对数药物剂量或对数血药浓度为横坐标作图,其质反应量—效曲线为正态分布曲线;若纵坐标为累加阳性反应发生频率,则呈典型对称S形曲线。

三、量效曲线的意义

(一)比较药物的效能和效价强度

1.效能　效能是指药物所能产生的最大效应。随药物剂量的增加,药理效应也随之增强,当药理效应达到一定程度后,再增加药物剂量,药理效应不再继续增强,即为药理效应的极限,其反应药物效应力的大小。同类药物中,高效能药物所产生的最大效应是低效能药物无论再大剂量也无法达到的。

2.效价强度　效价强度是指能引起等效反应的剂量,简称效价。其值越小,强度越大。药效性质相同的药物间的效价强度比较,称为效价比。如 10mg 吗啡的镇痛强度与 100mg 哌替啶的镇痛强度相当,即吗啡的效价强度为哌替啶的 10 倍。

药物的效能与效价强度,各反映药物的不同性质,二者并不平行。如强效利尿药呋塞米的效能大于中效利尿药氢氯噻嗪,而呋塞米的效价则低于氢氯噻嗪。

(二)评价药物安全性

1.半数有效量(ED_{50}) 是指能引起 50% 实验动物出现阳性反应(质反应)或 50% 最大效应(量反应)的剂量。

2.半数致死量(LD_{50}) 是指能引起 50% 实验对象死亡的剂量。

3.治疗指数(TI) 是指 LD_{50} 与 ED_{50} 的比值,用以评价药物的安全性。若治疗效应与致死效应的量效曲线平行的药物,其值越大,相对来说药物越安全;若两条曲线不平行的药物,还应参照 1% 致死量(LD_1)与 99% 有效量(ED_{99})的比值或 5% 致死量(LD_5)与 95% 有效量(ED_{95})之间的距离来衡量药物的安全性。

第三节 药物的作用机制

药物的作用机制是研究药物如何与机体细胞结合而发挥作用的,也称为药物作用原理。明确药物作用机制,有助于理解药物作用和不良反应,从而能更好地发挥药物疗效,降低不良反应。

一、药物与受体作用

(一)受体及其特性

1.受体 受体是存在于细胞膜或细胞内,能识别并结合特异性配体,产生特定的生物放大效应的功能蛋白质。

2.配体 能与受体特异性结合的物质称为配体,也称第一信使。包括内源性配体,如神经递质、激素、自体活性物质等;外源性配体,如药物、毒物等。

3.位点 受体与配体的结合点。

4.受体的特性 ①特异性:受体对与其结构相适应的配体具有高度特异性识别及结合能力。②灵敏性:受体只需与很低浓度的配体结合就能产生显著的效应。③饱和性:因受体的数目是有限的,因此配体与受体的结合具有饱和性。作用于同一受体的配体之间存在竞争结合现象。④可逆性:受体与配体的结合是可逆的,配体—受体复合物可以解离,且配体与受体的结合可被其他配体置换。⑤多样性:同一类型受体可广泛分布在不同的细胞而产生不同的效应。受体的多样性是受体亚型分类的基础。

(二)作用于受体的药物分类

药物与受体结合发挥效应,必须具备两个条件:一是药物与受体结合的能力,即亲和力;二是药物与配体结合后激动受体的能力,即效应力也称内在活性。现将作用于受体的药物分为以下几类。

1.受体激动药　受体激动药是指与受体既有较强的亲和力,又有较强的效应力,能与受体结合并激动受体产生效应的药物,也称完全激动药。

2.受体部分激动药　受体部分激动药是指药物与受体虽具有亲和力,但仅有较弱的效应力,单独应用时可产生较弱的受体激动效应,若与激动药合用时,则呈现拮抗激动药的效应,即减弱激动药的效应,故也称为具有效应力的拮抗药。

3.受体拮抗药　受体拮抗药是指与受体有较强的亲和力,而无效应力,与受体结合后,阻碍激动药与受体的结合,从而拮抗激动药的效应。

根据拮抗药与受体结合是否有可逆性,将其分为:①竞争性拮抗药是指药物与受体的结合是可逆的,可与激动药可逆性竞争同一受体,拮抗激动药的效应。当与激动药合用时,其效应取决于二者的浓度及亲和力。②非竞争性拮抗药是指药物与受体的结合是相对不可逆的,结合牢固,可引起受体构型的改变,从而阻碍激动药与同一受体的结合而改变效应器的反应性,激动药不能竞争性对抗非竞争性拮抗药的效应。

(三)受体的调节

受体的数量、亲和力和效应力受生理、病理或药理等因素的影响而发生的变化,称为受体的调节。受体的调节是维持机体内环境稳定的一个重要因素。其调节方式有两种。

1.受体脱敏　是指长期应用受体激动药,组织或细胞对激动药的敏感性和反应性下降,使受体数目、亲和力、效应力下降的现象。受体脱敏是药物产生耐受性的原因之一。

2.受体增敏　是指长期应用受体拮抗药或受体激动药水平降低,使受体数目、亲和力、效应力增强的现象。受体增敏是某些药物突然停药后出现反跳现象的原因。

(四)受体的类型

根据受体的结构及功能特点,可将受体分为4类。

1.离子通道偶联受体　此类受体直接操纵离子通道的开关,调控细胞内外离子转运。药物与之结合,可影响膜离子通道,改变离子的跨膜转运,导致膜电位或细胞内离子浓度的变化而产生效应。如 N 胆碱受体、谷氨酸受体等。

2.G-蛋白偶联受体　　此类受体在胞内部分结合鸟苷酸的调节蛋白(G-蛋白)，激动药与受体结合通过激活 G—蛋白,可将信息传递至效应器。如多巴胺受体、阿片受体等。

3.酪氨酸激酶受体　　此类受体具有酪氨酸激酶活性,能促进自身酪氨酸残基的磷酸化而增强此酶活性,又可催化细胞内底物酪氨酸残基磷酸化,激活胞内蛋白激酶,增加 DNA 和 RNA 合成,加速蛋白合成,从而产生细胞生长分化等效应。如胰岛素受体等。

4.细胞内受体　　此类受体被激动后可通过转录而促进一些活性蛋白的合成。如细胞质内的甾体激素受体、细胞核内的甲状腺素受体等。

(五)受体的信号转导

受体的信号转导是指受体在识别相应配体(第一信使)并与之结合后,细胞内第二信使如环磷酸腺苷(cAMP)、环磷酸鸟苷(cGMP)、钙离子(Ca^{2+})、肌醇磷脂等物质增加,参与细胞的各种生物调控过程,将获得的信息增强、分化、整合并传递给效应器,从而发挥特定的生理功能或药理效应。

二、药物的其他作用机制

1.影响酶的活性　　药物对酶产生激活、抑制或复活等作用,从而引起相应的药理效应。如阿司匹林抑制前列腺素合成酶、解磷定复活胆碱酯酶等。

2.参与或干扰代谢过程　　有些药物通过参与或干扰机体的代谢过程而产生药理效应。如铁剂等的补充治疗;氟尿嘧啶因与尿嘧啶结构相似,可掺入恶性肿瘤 DNA 和 RNA 中干扰蛋白质合成,而产生抗癌作用。

3.影响物质转运过程　　有些药物通过影响体内物质转运而产生药理效应。如:硝苯地平阻滞 Ca^{2+} 通道,减少 Ca^{2+} 内流而扩张血管;利尿药影响离子转运而利尿。

4.改变理化环境　　有些药物通过改变机体的理化环境而产生药理效应。如甘露醇提高血浆渗透压、碳酸氢钠中和胃酸等。

5.影响递质释放或激素分泌　　有些药物通过影响递质释放或激素分泌而产生药理效应。如麻黄碱促进去甲肾上腺素递质的释放等。

第三章　循证医学与临床药物治疗

　　循证药学是循证医学在药学领域的分支,贯穿了药学研究和实践的全过程。20 世纪 90 年代,循证医学被引入药学领域,逐渐形成并不断完善循证药学的理念和方法。循证药学强调临床药师合理用药职责,要求临床药师运用循证思维和工具广泛和系统地搜集文献资料,筛选最有效的证据指导临床实践。临床药师应当接受循证的理念,在临床药学实践工作中,充分运用循证方法,在当前最佳证据的基础上制定临床合理用药决策。

第一节　循证医学

一、循证医学的产生与发展

(一)循证医学的产生

　　20 世纪 80 年代初期,加拿大 David Sackett 教授将临床流行病学的方法和原理用于指导临床实践,探索基于临床问题的研究,以提高临床疗效,为循证医学的产生奠定了重要的方法学和人才基础。1992 年底,英国国家卫生服务部(NHS)资助成立了英国 Cochrane 中心,旨在促进和协调医疗保健方面随机对照试验系统评价的生产和保存,以便依据最好的科学进展和研究结果服务于临床医疗、卫生管理和高层决策。1992 年加拿大 McMaster 大学循证医学工作组正式在 JAMA 上发表文章,首次提出循证医学的概念和术语。1993 年底,英国 Iain Chalmers 博士创建了 Cochrane 协作网(CC),邀请 Sackett 教授出任协作网首任主席(1993~1995年),规划领导了 Cochrane 协作网生产 Cochrane 系统评价,建立临床研究数据库的工作。1994 年 Sackett 教授在英国牛津创建了世界上第一个循证医学中心,亲自开设循证医学课程,亲临临床一线,实践床旁循证。1997 年,他结合自己早期科研与实践的第一手资料,出版了《Evidence—Based Medicine:How to Practice and Teach EBM》。该书很快传遍全球,于 2000 年再版,现在已经更新到第 3 版,成为指导全球学习和实践循证医学的重要理论体系和方法的基础。

(二)循证医学的发展

循证医学相关学术组织和学科的交叉融合,共同推进循证医学的发展,国际临床流行病学网(INCLEN)、Cochrane 协作网、卫生技术评估(HTA)组织和循证医学中心(CEBM)等国际组织不断结合临床和医疗保健问题发挥各自优势,共同深入研究临床试验的方法和评价指标,共同生产和传播高质量的临床证据,促进循证医学不断向深度和广度发展。随着临床研究的深入,原始研究文献数量急剧增长,催生大批二次研究文献和循证证据数据库和杂志,如:Cochrane Library、Best Evidence、Evidence Based Mediclne 等证据的电子数据库和文字版本。循证医学的方法和原理已经成为发达国家政府卫生部门制定临床实践指南的可靠参考依据。

二、循证医学的定义与特点

(一)循证医学的定义

循证医学是慎重、准确、明智地应用当前所能获得的最佳研究证据来确定患者的治疗措施。其核心思想是:医疗决策应尽量以客观证据为依据。医师开具处方、制定医疗方案或实施指南,政府机构制定卫生政策或医疗卫生政策等,都应参考当前可得的最佳证据进行决策和管理。

(二)循证医学的基本原则

1.基于问题的研究,从实际问题出发,将问题具体化为可以回答的科学问题,按照 PICOS 原则将问题拆分为:P,关注什么样的人群/患者;I,采取什么样的干预措施;C,对照措施是什么;O,结局指标有哪些;S,纳入哪些研究设计。

2.遵循证据的决策所做的决策,一定是基于此前所有、可得的最佳证据,科学证据永远是科学决策的重要依据和手段,但证据本身并不等于决策。决策是一个复杂的过程,受证据本身、决策环境、资源、决策者和用户偏好等多因素的影响。

3.关注实践的结果,关注结果的科学性、适用性及可转化性。

4.后效评价对于实践的结果,应进行后效评价,追求最佳成本效果。

(三)循证医学的特点

循证医学证据具有科学性和真实性,即证据的生产必须针对特定问题,经过科学设计、偏倚控制、严格实施和客观分析。实践循证医学的基础是临床医师的专业技能与经验,循证医学提倡将医师的临床实践经验与当前可得的最佳临床证据相结合,在综合考虑患者的意愿和价值观及当时当地的医疗条件基础上,为诊治患者做出最佳决策。

实践循证医学的独特优势是充分考虑患者的期望或选择,提倡医师在重视疾病诊断、治疗的同时,从患者角度出发,了解患者患病的过程及感受,尤其是对疾病的疑惑与恐惧、疾病对机体与身心功能的影响、患者对治疗方案的期望与选择等。

第二节　循证药学与临床药物治疗

一、循证药学的产生和发展

(一)循证药学的产生

循证药学作为循证医学的分支,提供了一个比传统药学更为合理的决策思想。临床药师在临床药物实践中应当运用循证理念,广泛地加以推广,大胆假设、小心求证,在当前最佳证据的基础上制定临床合理用药决策。

(二)循证药学的发展背景及发展阶段

1993 年,McMaster 大学科研组开始撰写一系列有关循证医学原理的文献,并提出循证医学就是利用医学文献解决患者的疾病问题,从大量文献中总结出的信息解决所遇到的临床个体问题。1997 年,英国皇家药学会(RPSGB)提出促进药学中的循证实践,将为药学服务开辟新纪元。1998 年,加拿大学者 Mahyar Etminan 等发表《循证药物治疗学:基本概念和临床应用》,首次列举了临床药师运用循证医学理论和方法指导药学实践的经典案例。2000 年 1 月,英国医药出版社出版第一本循证药学专著。2001 年,英国 Cochrane 中心培训部主任、临床药师 Phil Wiffen 教授出版的 *Evidence-based Pharmacy* 指出"循证临床药学"的定义,阐述了临床药师循证实践的模式和方法,指出临床药师必须考虑患者的自身情况、价值观和所处环境。2001 年,我国学者蒋学华教授和陈钧发表《临床药学实践中的循证药学》,在中国首次提及循证药学的概念。

二、循证药学的概念和特点

(一)循证药学的概念

1996 年,David Sackett 教授将循证医学定义为"慎重、准确和明智地应用所获得的最佳证据来确定患者的治疗措施",成为迄今最广为接受的循证医学定义。基于循证医学经典定义,Phil Wiffen 教授在其 *Evidence—based Pharmacy* 书中,将"循证临床药学"定义为"慎重、准确和明智地将当前所得最佳证据运用于患者的治疗决策"。

循证药学（EBP）是循证医学在药学领域的延伸,是贯穿药学研究和实践的重要决策方法。即通过系统收集文献,严格评价证据,从而获得药物疗效、安全性、经济性等资料,为临床实践和后续科研提供参考依据,涵盖药学实践、新药开发、制剂研究与转化等范畴。本章重点阐述基于循证理念应用于临床药物治疗的决策。作为临床药师或调剂药师,都应该通过系统收集文献,严格评价证据质量和可转化性,获得药物疗效、安全性、经济性等资料,评估其在制定合理用药方案中的作用,并以此作为临床药物治疗的决策依据。其核心内容在于临床药师如何正确寻找证据、评价证据、使用证据,从而最大限度地做到临床合理用药。

（二）循证药学的特点

循证药学与循证医学联系紧密:循证药学来源于循证医学的理念,同样强调对患者的任何决策都需要将当前最佳证据、药师的专业技能和经验、患者的意愿三者结合;循证药学目前尚无专属实践方法,但可借鉴循证医学的"五步法",采用"提出临床问题和转化问题、系统检索相关文献和收集证据、评价证据质量、应用证据、后效评价"5个步骤,在不断探索中逐步建立循证药学的专门研究方法与证据。循证药学的特点是:

1.证据的来源　　循证药学是个人经验和外部最佳证据的结合,强调证据,尤其是证据的可靠性。

2.对研究方法的要求　　循证药学要求提供证据的临床研究,一定要符合临床科研方法学的原则,用科学的研究方法尽可能将多种偏倚控制在最小范围内,保证研究结果的可靠性和可信性。

3.对样本量的要求　　循证药学要求大样本。

4.结果评价的指标　　循证药学以结局终点指标为主要观察指标。

三、循证评价方法

循证评价方法的核心是证据,循证研究证据包括原始研究证据、二次研究证据。原始研究的证据主要以随机对照试验和观察性研究为主。二次研究证据常用的方法学包括系统评价/Meta分析和系统评价再评价。

（一）证据的分类与分级

1.证据的分类

（1）原始临床研究证据:对直接在患者中进行试验的研究数据,进行统计分析,得出结论。主要包括单个随机对照试验、交叉试验、队列研究、前—后对照研究、病例—对照研究与非传统病例—对照研究、横断面调查设计、非随机对照试验及叙述性研究等。

①随机对照试验:将符合要求的研究对象采用随机分配的方法分配到试验组或对照组,然后接受相应的治疗措施,同步进行研究和观察试验效应,并用客观的效应指标,测量试验结果,评价试验设计。随机对照试验主要是用于临床治疗性或预防性研究,研究某一新药或新治疗措施与安慰剂或金标准比较,是否可以提高治疗和预防疾病的效果,或是否有效。

②交叉试验:是对两组受试者使用两种不同的处理措施,然后将处理措施相互交换,最后对比分析结果的设计方法。

③队列研究:是研究者对暴露因素不能控制,分组自然形成,并有同期对照,是群体研究中常用的方法。常用于病因研究、治疗性研究、预防性研究或预后研究。

④前一后对照研究:是一种前瞻性研究,将两种不同的干预措施,在一组受试者中按前、后两个阶段分别应用后,比较其结果,而不是同一措施的重复使用。多用于慢性疾病的治疗性研究,比较两种不同治疗方案的效果。

⑤病例一对照研究与非传统病例对照研究:是一种具有对照的调查研究方法,在患有某病的试验组和未患有该病的对照组或在具有某项特征的病例与不具有某项特征的病例中进行,调查过去或最近有无暴露于某种因素的历史,而该因素被疑为和该病的发生有联系;或调查是否存在某种因素,而该因素疑为与疾病的某项特征有联系。然后比较两组的暴露情况或具有某种因素的情况,验证某种因素与疾病是否确实存在联系,联系的性质和强度。为病因学研究、防治研究和预后研究提供重要信息,但不能确切论证因果联系。非传统病例一对照研究是在病例一对照研究中出现的改进的研究方法,包括巢式病例一对照研究、病例一队列研究、病例一病例对照研究、自身交叉对照研究、病例双亲对照研究及病例一亲属对照研究。

⑥横断面调查设计:是在某个时间点或较短时间内调查和收集某个特定人群中疾病的健康状况,及其与某些因素的相关关系,又称为现况研究。

⑦非随机同期对照试验:其设计模式与结果分析与随机对照试验一样,区别在于患者未进行随机分组。

⑧叙述性研究:是研究者对既成事实或追踪随访所获取的临床资料加以叙述描写,统计分析,得出结论。包括病例分析、个案报告、专家意见、评论及评述等。

(2)二次临床研究证据:是尽可能全面地收集某一问题的全部原始研究证据,进行严格评价、整合处理、分析总结后所得出的综合结论,是对多个原始研究证据再加工后得到的更高层次的证据。二次研究证据分为：系统评价/Meta分析、临床实践指南、临床决策分析、临床证据手册、卫生技术评估报告等。

①系统评价：是一种全新的文献综合评价临床研究方法，是针对某一临床具体问题，系统全面地收集全世界所有已发表或未发表的临床研究结果，采用临床流行病学严格评价文献的原则和方法，筛选出符合质量标准的文献，进行定性或定量合成，去粗取精，去伪存真，得出综合可靠的结论。

②临床实践指南：是针对特定的临床情况，收集、综合和概括各级临床研究证据，系统制定出帮助医师做出恰当处理的指导意见。一般由卫生行政主管部门组织制定和监督执行。在临床实践中，遇到一个需要解决的问题时，能找到质量较高的指南非常重要。

③临床决策分析：是临床工作者针对具体患者，遵循国内外最先进的证据，结合卫生经济学观点和患者意愿决定患者治疗和处理的过程。这是一种定量权衡各种备选方案利弊，选择最佳方案和措施的分析方法。临床决策分析是采用决策分析方法，研究临床决策过程中各环节的一般规律，分析影响决策的各个因素，探讨做出正确决策的方法和按照正确决策的一般规律对已有的临床决策进行分析评估后所获得的结论。

④临床证据手册：是由专家对各种原始研究和二次研究进行严格评价后汇总撰写，对临床医师应用证据具有指导意义。

⑤卫生技术评估：是指用于疾病预防、筛查、诊断、治疗和康复及促进健康、提高生存质量和生存期的技术手段。卫生技术评估是对卫生技术的技术特性、安全性、有效性、经济学特性和社会适应性进行系统、全面的评价，为各层次决策者提供合理选择卫生技术的证据。

⑥卫生经济学研究：是应用经济学的原理和分析方法来解决卫生事业中的问题，希望用最小投入得到最大产出的一门经济学中比较新的分支学科。卫生经济学研究，既解决常态下的医疗资源合理配置，也研究遇到突发事件时的应变。

2.证据的分级 证据分级是指应用临床流行病学原则和方法以及有关质量评价的标准，评价证据的真实可靠性与临床应用价值。目前，已有多种整套的评价方法。

加拿大定期体检特别工作组的专家们首次给予实验设计，明确提出要对医学研究进行质量和推荐分级（表3-1）。

表 3-1 CTFPHE 分级标准

证据级别	定义
Ⅰ	至少一项实际良好的随机对照试验
Ⅱ—1	设计良好的队列或病例对照研究,尤其来自多个中心或多个研究团队
Ⅱ—2	在时间和地点上设置了对照的研究,不管是否有干预措施,或重大结果的非对照研究
Ⅲ	基于临床研究,描述性研究或专家委员会的报告,或权威专家的意见
推荐级别	
A	定期体检中考虑该疾病的证据充分
B	定期体检中考虑该疾病的证据尚可
C	定期体检中支持考虑该疾病的证据缺乏
D	定期体检中不考虑该疾病的证据尚可
E	定期体检中不考虑该疾病的证据充分

牛津循证医学中心制定的证据水平评价标准,见表 3-2。该标准在证据分级的基础上整合了分类概念,涉及治疗、预防、病因、危害、预后、诊断、经济学分析等方面,具有针对性和适应性。

表 3-2 牛津循证医学中心防治与病因临床证据水平分级和推荐级别

推荐级别	证据水平	定义
A	Ⅰa	同质 RCT 的系统评价
	Ⅰb	单一的 RCT(可信区间较窄)
	Ⅰc	全或无(未治疗前所有患者均死亡或部分死亡,治疗后仅部分死亡或全部存活)
B	Ⅱa	同质性队列研究的系统评价
	Ⅱb	单一的队列研究(包括低质量的 RCT,例:随访率<80%)
	Ⅱc	"结局"研究:生态学研究
	Ⅲa	同质性病例对照研究的系统评价
	Ⅲb	单独的病例对照研究
C	Ⅳ	病例系列(和低质量的队列和病例对照研究)
D	Ⅴ	没有严格评价的专家意见,或完全基于生理学和基础研究

（二）证据的来源与检索

1.证据的来源　以获得临床研究证据的渠道分为原始研究证据来源和二次研究证据来源。以证据的传播方式分为数据库、网站、杂志、会议论文及正在研究或未发表的研究等证据资源。

2.证据检索的步骤

（1）分解临床问题：分析和整理医疗实践中的临床问题，将临床问题分解为PICO 4个要素。

（2）选择检索方式（包括计算机检索和手工检索）和数据库，根据所提临床问题：先检索最相关的数据库，如检索的结果不能满足需要，再检索其他数据库；或先检索可能相关的数据库，当检出文献的结果不理想时，再检索第二个或多个数据库。

（3）选择检索词（包括主题词和自由词），制定检索方案：选择了数据库后，还应选择检索词。这些词应包括 free text（自由词）和 MeSH（主题词）。由于研究的内容可能涉及特殊人群、特殊干预措施或结果，但研究内容的主题概念在数据库中的检索用词又常标引得不够完善，没有列入主题词表，在这种情况下用词表检索就很难令人满意。使用自由词检索得到检索结果和使用主题词检索得到检索结果常有较大差别，哪种方式与检索的需求更为接近，受各数据库主题标引的质量和检索内容等的影响。

（4）制定检索策略式：开始检索针对所选数据库的特点，制定出适用于该数据库的检索策略。检索策略是指在分析检索信息需求的基础上，选择适当的数据库并确定检索途径和检索词，确定各词之间的逻辑关系与检索步骤的一种计划或思路，以制定出检索表达式并在检索过程中修改和完善检索表达式。在检索策略式中常使用逻辑运算符，多个检索词之间可选用以下逻辑运算符进行连接。①"AND"（逻辑与）：检出结果需同时含有两个或多个检索词，其作用为缩小检索范围，提高查准率。②"OR"（逻辑或）：检出结果可同时含或只含两个或多个检索词中的一个，其作用为扩大检索范围，提高查全率。③"NOT"（逻辑非）检出结果是在含检索词 A 的记录中去掉含检索词 B 的记录，其作用为缩小检索范围，提高查准率。

（5）评价检索结果的浏览记录的标题和摘要：评估该记录是否符合事先制定好的纳入和排除标准，排除不符合要求的文献，纳入符合要求的文献。对潜在的有可能符合纳入标准的记录以及不能确定是否需要纳入和排除的记录，应检索和阅读文献全文，以进行进一步的判断或评估。

(6)必要时再次检索：如果是为了使用证据，可以更多地检索二次研究数据库；如果是为了对临床研究证据进行系统评价，除了检索收录已发表文献的数据库之外，还应检索专门收录在研临床研究的数据库，以及检索不同语种的数据库。

3.证据检索的数据库　　按收录内容及功能不同，可简单将医学文献数据库划分为书目索引数据库、全文数据库及事实性数据库。全文数据库非常多，但期刊数通常都不全，虽也有综合性的全文数据库，但多数是出版商自己的数据库，通常收录他们自家出版的期刊，期刊质量良莠不齐。索引数据库较少，都是权威机构按照严格的质量标准从各个出版商的期刊中挑选收录，其检出文献质量更有保障。

(1)中文数据库的选择：常用中文文献数据库是：CBM、CNKI、VIP、WAN-FANG。不同数据库收录的期刊和文献交叉重合，没有任何一种数据库能完全包含另外一种数据库的内容。

(2)外文数据库的选择：常用的外文数据库包括：MEDLINE、EMBASE、CEN-TRAL、ISI-WoS 及 SCOPUS 等，医学类经常检索的数据库是 CENTRAL、MED-LINE 和 EMBASE。

①CENTRAL 数据库：CENTRAL 由 Cochrane 协作网对照临床试验注册中心(CENTRAL)进行管理，其目的是为了向 Cochrane 协作网系统评价专业组和其他制作系统评价的研究人员提供信息。信息的收集来自 Cochrane 协作网各中心、各专业组及志愿者等，他们通过手工检索和计算机检索，从医学杂志、会议论文集和其他来源收集随机对照试验或对照临床试验文献，并按规定的格式送到 Cochrane 协作网的对照试验资料库注册中心。中心对 RCT 和 CCT 的鉴别及质控有统一的规范。机检数据库包括从 MEDLINE 和 EMBASE 数据库等收集的 RCT/CCT。中国循证医学中心/Cochrane 中心，也按照 Cochrane 协作网的有关要求对中文医学文献进行手工检索和计算机检索。

②MEDLINE 数据库：创建于 1879 年，为综合性生物医学文献书目数据库，属于二次文献数据库。总共收录从 1949 年迄今的 1600 多万篇生物医药文献。这些文献覆盖了生物医学和卫生相关的内容，不仅包括医学、行为学、化学、药学、护理学、生物工程学等，也包括了生物医药研究和教育者所需的环境学、海洋生物学、动植物学、生物物理化学等内容。

③EMBASE 数据库：EMBASE 是 Elsevier 推出的针对生物医学和药理学领域信息所提供的基于网络的数据检索服务。EMBASE 收录文献内容广泛，不仅包括基础和临床医学，还包括与医学相关的许多领域，如药物研究、药理学、配药学、

药剂学、药物不良反应、毒物学、生物工艺学、保健策略与管理、药物经济学、医疗公共政策管理、公共职业与环境卫生、药物依赖性及滥用、精神科学、替代与补充医学、法医学和生物医学工程等。EMBASE 数据库系统最大的特点是实现了一次文献和二次文献的集成,用户在检索文摘索引时,可实时获取全文信息,使用户真正体验到方便、快捷、完整的一体化服务。

(三)系统评价

1.系统评价(SR)　是一种全新的文献综合方法,指针对某一具体临床问题(如疾病的病因、诊断、治疗、预后),系统、全面地收集全世界所有已发表或未发表的临床研究,采用临床流行病学严格评价文献的原则和方法,筛选出符合质量标准的文献,进行定性或定量合成,得出综合可靠的结论。系统评价可以是定性的,也可以是定量的,即包含 Meta 分析过程,系统评价的整个过程非常明确,使其具有独特的优点:良好的重复性。

2.系统评价产生的原因

(1)信息时代,临床医师、研究人员和卫生部门的决策者需要阅读大量的文献才能基本掌握本学科的新研究结果。而系统评价采用严格的选择、评价方法,将真实、可靠而有临床应用价值的信息进行合成,为各层次的决策者提供科学依据。

(2)由于疾病谱的变化,多因素疾病如恶性肿瘤、心脑血管疾病和各种慢性疾病的治疗不可能获得明显的疗效,因此要评价某一疗法对某种疾病的效果,需要对众多小样本临床试验综合评价,为临床提供准确、精确和推广应用价值大的研究结果。

(3)针对同一临床问题,因疾病诊断标准、纳入研究对象的标准、测量结果方法、治疗措施和研究设计等的差异,结果可能不一致,甚至相互矛盾。系统评价,充分考虑各个研究的样本量大小和研究的质量,得出科学结论。

另外,系统评价可减少偏倚的影响,提高研究结果的可靠性和准确性。

3.系统评价的方法　系统评价对原始研究进行评价、分析和合成,解决纷争或提出建议,为临床实践、医疗决策提供证据;然而如果进行系统评价或 Meta 分析的方法不恰当,也可能提供不正确的信息,造成误导。因此,系统评价的方法和步骤的正确与否,对其结果和结论的真实性、可靠性起着决定性的作用。针对不同研究问题的系统评价,基本方法与步骤相似。基本方法一般分为 4 个阶段,9 个基本步骤,见表 3-3。

表 3-3　系统评价方法

4 个阶段	9 个步骤
第一阶段:确定系统评价题目	1.确定题目
第二阶段:制订系统评价方案	2.撰写系统评价研究方案
第三阶段:完成系统评价全文	3.检索文献
	4.筛选文献
	5.评价文献质量
	6.提取数据
	7.分析和报告结果
	8.解释结果,撰写报告
第四阶段:更新系统评价	9.更新系统评价

(1)第一阶段确定系统评价题目

①确立系统评价题目:系统评价的题目主要来源于临床实践,特别是涉及疾病防治方面不肯定、有争论的重要临床问题,以帮助临床医师进行医疗决策。系统评价解决的问题很专一,涉及的研究对象、设计方案以及治疗措施需相似或相同。因此,在确立题目时,应围绕研究问题明确 PICOS 要素。

②确定系统评价作者:一篇系统评价至少由两名作者完成,以保证在文献筛选、质量评价和数据提取过程中由两人独立完成,有不同意见时讨论后达成一致,目的是增加发现问题的机会。一篇系统评价的作者中应该包括题目所涉及的临床专业人员、熟悉临床研究方法和统计学的方法学人员,鼓励初学者与有经验的系统评价作者合作,以保证研究的顺利进行。

(2)第二阶段制订系统评价方案:有助于避免针对同一题目的系统评价重复进行;提高系统评价的透明度,避免根据收集到的文献信息不合理地修改系统评价的方法和结果,导致偏倚;完善系统评价研究方案,减少正式生产系统评价时方法学上的问题。系统评价研究方案的主要内容包括背景、目的和方法。

①背景:研究背景包括系统评价的立题依据,即研究疾病或健康问题的流行病学资料,疾病的发病机制,治疗措施的合理性和优势,该治疗措施已有研究的现状和问题,提出系统评价的必要性。

②目的:研究目的主要阐明治疗手段所涉及的健康问题、患者类型。同时也阐明系统评价针对不同人群、不同比较(如剂量和疗程)、不同结果指标的具体目的。

③方法:即制订系统评价的具体方法和过程,包括文献的纳入和排除标准、文

献的检索和筛选、文献质量评价、数据提取和分析等。

(3)第三阶段:完成系统评价全文。

①检索文献:系统、全面地收集所有相关的文献资料。为了避免偏倚,应按照计划书中制订的检索策略,围绕要解决的问题进行检索。除了利用文献检索的期刊工具及光盘检索工具,还应与原作者、专家和药厂联系获得未发表的文献资料,以便快速、全面获得相关的原始文献资料。

②筛选文献:根据拟定的纳入和排除标准,从检索到的所有文献中筛选相关资料。文献资料的选择应分三步进行:初筛,根据检索出的引文信息如题目、摘要筛除明显不合格的文献,对肯定或不能肯定的文献应查出全文再进行筛选;阅读全文,对可能合格的文献资料,应逐一阅读和分析,以确定是否合格;与作者联系,如果文中提供的信息不全面而不能确定,或者有疑问和有分歧的文献应先纳入,应该与作者联系获得有关信息。文献筛选过程应采用文献筛选流程图,列出检索的文献总量、根据题目和摘要排除的文献量、获取的全文文献量、阅读全文后排除的文献量及排除原因分类、纳入研究数量等;评价文献质量,评估单个临床试验在设计、实施和分析过程中防止或减少偏倚的程度。

③提取数据:设计和制定数据提取表,收集相关资料,采用手写或计算机录入方式。

④分析和报告结果:资料分析包括定性或定量两种。定性分析:定性分析是采用描述的方法,将每个临床研究的特征按纳入患者类型、干预措施、结局指标、质量评价和设计方法等进行总结并列成表格,以便了解纳入研究的情况、研究治疗和研究间的异质性;定量分析:包括3个方面。

同质性检验:检验纳入的不同原始研究之间结果的异质性,以确定合成结果的合理性,如果存在异质性,应分析原因或不进行结果合成。

Meta分析:采用定量方法将各试验的结果进行合成,对于分类变量,可选择比值比、相对危险度、危险度差值和防止一例事件发生需要治疗同类患者的人数等作为效应量表示合成结果。对于连续性变量,当结果测量采用同样度量衡单位时应选择加权均数差值,而当结果测量采用不同的度量衡单位,如疼痛评分在不同研究中采用不同的量表时,则应选择标化的均数差值。进行Meta分析合成结果时,可选择固定效应模型或随机效应模型。Meta分析的结果采用森林图表示。

敏感性分析:是指改变某些影响结果的重要因素如纳入标准、研究质量的差异、失访情况、统计方法(固定效应或随机效应模型)和效应量的选择等,以观察同质性和合成结果是否发生变化,从而判断结果的稳定性和强度。

⑤解释结果,撰写报告:解释系统评价必须基于研究的结果,包括分析系统评价的论证强度、推广应用性、干预措施的利弊和对医疗和研究的意义,内容包括:总结和解释结果,应同时考虑干预措施的利和弊,结果的点估计值和95%的置信区间。点估计值主要表示效应值的强度和方向,而置信区间则反映效应值的变动范围和精确性,两者结合可提供更全面的信息,有助于解释结果的临床价值。

(4)第四阶段:更新系统评价,指在系统评价发表以后,定期收集新的原始研究,按前述步骤重新进行分析、评价,以及时更新和补充新的信息,使系统评价更完善。Cochrane系统评价要求每2年更新1次,杂志发表的系统评价并不要求原作者定期更新。但如果发表的系统评价无确切结论,或针对该题目的新的研究不断出现,也可考虑更新系统评价。

4.系统评价在临床实践中的应用　系统评价被认为是临床医学史上的一个重要里程碑,为循证医学提供了首选证据,为临床医师/药师提供全新的、真实的、可靠的医学信息。

(1)评价系统评价结果的内部真实性:系统评价是一种文献综合评价方法,Meta分析是系统评价的一种定量分析方法,即运用定量的方法对多个同类独立临床研究结果进行汇总的统计学方法,它能增大样本量,减少偏倚和随机误差,提高检验效能,是系统评价最常用的一种研究方法。Cochrane系统评价通过立题、检索文献、筛选文献、评价文献质量、收集资料、分析资料、解释结果、更新原有评价等严格、系统、统一的研究方法,确保研究结果和结论的真实性和可靠性,因而国际公认Cochrane系统评价质量比普通的系统评价质量更高。评价一个有关治疗措施的系统评价主要看以下几项。

①结果是否真实可靠:即是否是随机对照试验的系统评价? 是否收集和纳入了所有相关研究? 是否对单个试验进行了质量评价? 各试验之间的同质性是否好?

②结果是否有意义:即效果的幅度和精确性怎样? 根据对系统评价结果真实性和意义的评估可以判断其结论的可靠程度和应用价值。

③结果是否适用于患者:患者是否和系统评价中的研究对象类似? 系统评价中的干预措施在本地医院是否可行? 这种干预措施对患者有何利弊? 对于干预措施的疗效及不良反应,患者自己的价值观和选择如何? 系统评价结果的可靠性判断主要从系统评价质量好、更新及时、对评价的干预措施疗效估计合理考虑。

（2）评价系统评价结果的外部真实性

①系统评价的结果是否适用于患者？可通过比较患者与系统评价中的研究对象在性别、年龄、并发症、疾病严重程度、病程、依从性、文化背景、社会因素、生物学及临床特征等方面的差异，并结合临床专业知识综合判断系统评价结果的外延性。若临床病例为癫痫患儿，则针对成人癫痫患者的系统评价证据可能就不大适用。如把西方国家有关的研究结果直接用于中国患者，就要慎用或进行系统评价再评价。

②系统评价的结果是否包括了所有可能的临床重要结果？在进行系统评价和应用其结果进行临床决策时应全面考虑某一治疗措施的疗效及不良反应。例如胰岛素可降低糖尿病患者血糖，但也增加了糖尿病患者发生低血糖的风险。

③权衡利弊：任何临床决策必须权衡利弊和费用，只有利大于弊且费用合理时才能应用于患者。

（3）系统评价的结果是否能应用于患者

①患者是否与系统评价中的研究对象差异较大，导致结果不能应用：可通过比较患者与系统评价中的研究对象在性别、年龄、并发症、疾病严重程度、病程、依从性、文化背景、社会因素、生物学及临床特征等方面的差异，并结合临床专业知识综合判断结果的推广应用性。

②系统评价中的干预措施在医疗机构是否可行：由于技术力量、设备条件、社会经济因素的限制，即使系统评价中的干预措施效果明显，有时在特定医疗机构也不能实施，难以应用于患者。

③患者从治疗中获得的利弊如何：任何临床决策必须权衡利弊和费用，只有利大于弊且费用合理时才有价值用于患者。

④对于治疗的疗效和不良反应，患者的价值观和选择如何：针对同一干预措施，不同患者因自身受疾病影响程度、经济条件、对疗效的期望值和潜在不良反应的承受力不同，选择也会不同。因此，研究证据应结合患者的具体特征、所在地的医疗资源、是否有多种干预措施可供优选以及患者的价值观和选择综合考虑，为患者做出最佳决策。

（4）在使用系统评价结果时的注意事项

①虽然目前系统评价/Meta 分析证据级别最高，但并非所有系统评价/Meta分析结论都是可靠不变的。同其他研究一样，也存在方法学的正确性、结果的重要性以及结论的准确性问题。系统评价/Meta 分析者在没有经过相关临床流行病学、临床研究设计、统计学等基础培训及临床专业培训和经历的情况下得出的结果

容易出现偏倚。因此在阅读和应用系统评价证据时，仍需要持谨慎的批判态度，不能盲目认为只要是系统评价就一定是最佳证据。

②一篇系统评价是否可以被利用，主要看这篇系统评价是否有同类评价，是否有最新更新，是否整合了之前所有相关的研究，是否制定和实施了完善的检索策略，是否对原始数据进行了质量评价，是否指出了自身研究的局限性，是否提到下一阶段需要解决的问题，是否充分报告了摘要和全文，是否能够用于解决实际问题等。

③高质量的系统评价具有实用性，在运用前，需要考虑此干预措施对患者的有益，是否优于对患者所致的潜在不良反应；同时需要考虑此治疗方法的费用以及患者的价值取向，即让患者参与到治疗的决策中。

5.Meta 分析常用的统计模型

(1)固定效应模型：多用于实验性研究，其理论假设是所有的同类研究来源于同一个效应为 δ 的总体，即 $\delta 1 = \delta 2 = \delta 3 = \cdots\cdots \delta k = \delta$，同时各研究的方差齐性，其效应大小综合估计的方差成分只包括了各个独立研究内的方差。此时在估计总效应时，用各个独立研究的内部方差来计算各研究的调整权重(ωi)。经异质性检验，如果各个独立研究的结果是同质的，可以采用固定效应模型计算合并后的综合效应。

(2)随机效应模型：其理论假设是所有的同类研究可能来源于不同的研究总体，即 $\delta 1 \neq \delta 2 \neq \delta 3 \neq \cdots\cdots \delta k$，各个独立研究间具有异质性，其效应大小综合估计的方差成分既包括了各个研究内的方差，也包括了各个研究之间的方差，所以在估计总效应时将两者综合起来估算调整权重(ωi)。如果各研究的结果不同质，但有必要计算合并后的统计量，则可采用随机效应模型。

(3)如果异质性检验的统计量在界值附近，最好同时采用上述两种模型分别进行计算后做出分析判断。

系统评价的资料合成结果由 Meta 分析图表示。Meta 分析图上方为标题和结局指标。图中从左到右依次为单个试验、试验组、对照组、比值比(OR)、权重等项目。中间的短横线代表一个试验结果的可信区间，位于横线中部的小方块代表比值比(OR)。可信区间(CI)是指比值比的真值可能存在的范围，反映结果的精确性，范围越宽，横线越长，说明样本量较小，结论欠精确可靠。范围越窄，横线越短，说明样本量较大，结论较精确可靠。Cochrane 系统评价中使用的可信区间是 95% 或 99%。中线代表 OR=1，最下方的菱形符号代表所纳入全部试验的综合结果，短横线/棱形符号与中线接触或相交提示差异无统计学意义。对不利结局，短横线/棱形符号在中线左边表示有效，在右边表示无效。对有利结局则相反。权重表示各单个试验结果在总体结果中所占的百分比，一般病例数越多，权重越大。

四、循证药学在治疗性研究中的应用

患者的治疗药物可能有多种,各种治疗药物的疗效也可能不同,甚至同样的治疗药物,文献报道也不一致。新的药物不断出现,能否用于临床治疗,如何为患者选择正确的治疗药物是临床药师面临的问题。

在决定应用任何一项治疗药物时,我们要考虑其有效性、安全性、经济性。治疗的最终目的是用最小的花费,达到最大的效果,即治愈或根治疾病、预防疾病复发、减少并发症发生、缓解症状、改善脏器功能状态、提高患者生命质量。

治疗性研究常用的设计方案包括描述性研究、病例对照研究、队列研究、自身前后对照研究、交叉试验、非随机同期对照试验和随机对照试验等。根据我国现行的药品注册管理办法,药品上市前需要经过Ⅰ、Ⅱ、Ⅲ期临床试验,上市后需要经过Ⅳ期临床试验。

Ⅰ期临床试验:初步的临床药理学及人体安全性评价试验。观察人体对于新药的耐受程度和药代动力学,为制定给药方案提供依据。

Ⅱ期临床试验:治疗作用初步评价阶段。其目的是初步评价药物对目标适应证(患者)的治疗作用和安全性,也包括为Ⅲ期临床试验研究设计和给药剂量方案的确定提供依据。此阶段的研究设计可以根据具体的研究目的,采用多种形式,包括随机盲法对照临床试验。

Ⅲ期临床试验:治疗作用确证阶段。其目的是进一步验证药物对目标适应证(患者)的治疗作用和安全性,评价利益与风险关系,最终为药物注册申请的审查提供充分的依据。试验一般应为具有足够样本量的随机盲法对照试验。

Ⅳ期临床试验:新药上市后应用研究阶段。其目的是考察在广泛使用条件下的药物的疗效和不良反应,评价在普通或者特殊人群中使用的利益与风险关系以及改进给药剂量等。

虽然现行法规中并没有强制要求药物上市前经历的临床试验一定需要随机对照双盲试验,但如果条件许可,尤其试验易受主观因素干扰时,应尽量使用随机对照双盲试验。在某些特殊情况下,由于一些特殊原因而无法进行盲法试验时,可考虑进行非盲法的临床试验。无论是采用何种方式的临床试验,均应制订相应的控制试验偏倚的措施,达到最小偏倚的目的。但是药物的疗效和安全性是一个十分复杂的问题。对一个药物的疗效是通过一系列同一目的的临床试验来确定的。很多时候,同一个药物针对同一个适应证做的随机双盲对照试验在不同操作者或者不同操作地点可能出现不同的结论。所以对于不同的临床试验结果,需要评价这些研究的方法学质量,进行二次评价研究,综合考虑;所以将循证药学理念应用于药物上市前的临床试验,特别是Ⅲ、Ⅳ期临床试验,进行评价研究,而不是单一的随机对照试验。2014年,Kakkos对新的口服抗凝药物达比加群、利伐沙班、阿哌沙班、依杜沙班治疗和二级预防静脉血栓栓塞Ⅲ期临床试验的疗效和安全性进行系统回顾和荟萃分析,将循证应用于新药的Ⅲ期临床试验,通过检索MEDLINE、EMBASE和CENTRAL,最终得到十篇RCT,共计38 000名患者。最终发现与维生素K拮抗剂相比,口服抗凝药物能有效预防静脉血栓栓塞[RR 0.89,95% CI(0.75～1.05)],而且对于出血风险的安全性好[RR 0.63,95% CI(0.51～0.77)],对临床治疗有实际意义。

五、循证药学在临床药物治疗中的应用

(一)基于循证药学理念的药学服务

药物治疗是疾病临床治疗中应用最广泛的基本手段,循证药物治疗学是在临床药物治疗实践中将循证医学与循证药学有效结合,它并不强调根据直觉所得的非系统的临床经验,而是强调临床证据,要求临床医师与临床药师用新的技巧广泛搜集有效的文献,运用正确的评价指南,筛选最有效的应用文献指导临床实践。在临床药学实践中,临床药师面临新药和老药新适应证的不断提出,面对蜂拥而来的大量资讯,如何正确地搜集和利用有效的文献,判断研究报告中可能的偏倚,如何去伪存真,掌握和使用正确的文献评价方法成为关键。循证药学就是临床药师搜集、评价科研证据,评估其在制订治疗方案中的作用,并以此做出临床药物治疗决策的临床实践方法。

1.提出问题　根据2014年美国糖尿病学会(ADA)糖尿病诊疗指南关于糖尿病患者的诊断标准,现提出以下问题:①心血管疾病合并糖尿病患者的治疗目标和治疗方案是什么。②对该患者,应该选择哪种药物治疗。

2.检索数据库　计算机检索MEDLINE、CENTRAL、Cochrane图书馆(2014年第1期)中相关的系统评价(SR),Meta分析和高质量的RCT试验。检索词:diabetes mellitus、impaired fasting glucose、IFG、impaired glucose tolerance、IGT、cardiovascular diseases、CHD、meta analysis、randomized controlled trial等。

3.评价证据

(1)胰岛素:在Cochrane图书馆上,检索到一篇Siebenhofer于2009年发表的关于比较短效人胰岛素与速效人胰岛素类似物的系统评价,该系统评价一共纳入了8274例患者,共49个RCT。研究结果发现,速效人胰岛素类似物对餐后血糖的

控制优于短效人胰岛素,但差异很小,并且速效人胰岛素类似物与短效人胰岛素低血糖的发生率没有差别,但糖尿病患者伴有较严重基础疾病或老年患者,应考虑速效人胰岛素,也就是如果对于已经发生过心肌梗死的 2 型糖尿病患者,使用速效人胰岛素类似物比较安全。

(2)磺脲类促泌剂:在 PubMed 中检索到一篇关于 Klepzig 在 1999 年开展了一个关于比较格列本脲和格列美脲的随机双盲对照试验。该研究一共纳入了 45 名重度冠状动脉闭塞合并糖尿病的患者,该研究结果为格列本脲阻碍心肌缺血预适应,而格列美脲没有这种不良作用。

(3)胰岛素增敏剂:《新英格兰医学杂志》发表一项研究评估的结果。该荟萃分析一共纳入 42 篇随机对照试验,结果显示,在使用罗格列酮治疗 2 型糖尿病的 15 500 例患者中,发现使用罗格列酮治疗组比较对照组显著增加患者心肌梗死的发生率[OR 1.43,95% CI(1.03,1.98)],$P=0.03$,差异有统计学意义。

(4)二甲双胍类:1998 年英国糖尿病前瞻性研究(UKPDS),其中亚组分析提到与传统治疗(饮食控制)相比,糖尿病相关终点事件、糖尿病相关死亡和全因死亡的危险均显著降低。显示与二甲双胍和安慰剂组相比,强化生活方式干预可以显著改善患者的心血管危险因素。

(5)α-糖苷酶抑制剂:PubMed 上搜到一篇阿卡波糖是否减少 2 型糖尿病患者心肌梗死发生率的系统评价,共纳入了 7 个随机对照研究,共计 2 型糖尿病患者 2178 例,阿卡波糖组 1248 例患者,安慰剂组 932 例患者。结果显示当 2 型糖尿病患者已经接受心血管药物治疗的时候,阿卡波糖能降低心肌梗死和心血管疾病的风险。

(6)新型降糖药物:《考克兰合作(Cochrane Collaboration)》一篇关于 DPP-4 抑制剂治疗 2 型糖尿病患者的系统评价指出,虽然 DPP-4 抑制剂在治疗 2 型糖尿病患者方面有许多理论的优点,但是在实际运用中,仍然被局限于个别病例,并且呼吁 DPP-4 抑制剂在开展广泛的临床应用前,仍需要一些长期研究数据特别是心血管安全性方面的研究。

4.应用证据　推荐使用胰岛素治疗已经发生过心肌梗死的 2 型糖尿病患者,不过要警惕使用胰岛素后所带来的发生低血糖的危险。

该案例充分体现了临床实践过程中循证药学、药学服务与患者自身的价值和期望 3 个基本要素的有效结合。所以循证药物治疗学就是尽可能应用对药物疗效和不良反应评价的最佳证据,制定对患者的用药方案,这样才能获得最佳的药物治疗效果。

(二)循证药学实践与个体化临床药物治疗原则

任何临床研究的证据或成果都是源于临床对患者个体特征的观测或实验性干预的反应,循证药学实践就是临床药师应用循证医学的思想和方法开展临床药学实践的过程。在这种临床药学的实践过程中,临床医师和临床药师能够对疾病特征以及药物的治疗作用从个体特征的感性认识,升华到共性的理性认识,研究证据反映的是疾病的共同特征,与个体患者的特性有何共同性,又有何差异性,能否适用每位患者。因此,在循证实践中就必然出现"理论与实践"相结合的个体化特性的认识与处理问题。

1.病理生理学原因　　任何证据的应用,都必须考虑患者的病理生理特点。因为临床研究的成果,就研究对象而言,相对较为单纯,因而即使是最佳证据,对临床的总体代表性而言,往往有一定的限制。如果面对的对象病情较重或有某些并发症,则就不那么简单了。例如:对轻、中型高血压病患者降压的随机对照试验研究,证明了β受体拮抗剂及血管紧张素酶Ⅱ受体拮抗剂有良好的降压效果。如果患者是一位重型高血压患者(BP>180/120mmHg),或者伴有心脑靶器官损伤者,应观察被引用的证据,有无轻、中、重型高血压的分层比较证据,如有重型或有并发症且又与该患者病情相似,那么相应的证据就有被采用的价值,否则应另作考虑。

估价疾病预后和对有关危险因素的干预,借以改善患者的预后,提高患者的生存质量,这就要求将多种因素的研究证据,结合患者疾病的病理生理特点进行具体分析和评价,以估算可能发生某一事件的概率并有针对性地指导干预,从而防止或降低不良事件的发生,以达到改善患者预后的目的。

2.生物学原因　　任何最佳研究成果可否应用于个体患者的诊治实际,首先应该考虑其生物学的依据。在病原生物学方面,对于感染性疾病具有十分重要的意义。例如,病毒性肝炎的病原生物体分别是甲、乙、丙、丁等型的肝炎病毒,这就是病原生物学依据。在抗生素治疗方面,同一种有效的抗生素治疗同一细菌所致的感染性疾病,其敏感菌株与耐药菌株就会呈现出不同的治疗效果,这就涉及生物学的机制。

人种或不同的种族间有着生物学方面的差异。例如:黑人的高血压发病率较其他人种高且危害重,治疗高血压临床证明有效的β受体拮抗剂、血管紧张素抑制剂,对和人的高血压治疗较利尿剂的疗效差;血管紧张素酶抑制剂引起的血管性水肿显著,较其他人种的发生率高。

此外,由于生物学证据的不足,常常给我们对某些疾病的诊断和治疗带来许多困难。例如,恶性肿瘤的诊断,由于缺乏早期特异性的诊断方法,对临床早期正确诊断造成了很大困难,进而对临床治疗与预后也有重要的影响,这就需要进一步的研究。

3.社会—心理及经济原因　　不同社会—心理及经济环境,对于具体的患者常有很大差异。患者是否愿意接受"最佳证据",医师是否能认真负责地实践循证医学,这就会涉及患者以及医师的心理状态及依从性的问题。如果医师高度负责,对先进的研究成果接受的敏感性高,就会更好地应用最佳证据为自己的患者服务。在这种情况下,建立良好医患关系,患者愿意接受治疗,依从性好,自然会取得良好的效果,否则是难以奏效的。

临床实践的工作,就是要获得对防病治病有价值的成果。然后又将其应用于防病治病的具体实践。达到保障人民健康的最终目的,后者是循证的个体化实践,而且是要解决患者个体的重要实际问题。

(三)循证药学理念指导合理用药

临床不合理用药不仅造成药品资源浪费,而且也是造成药源性损害的重要原因,所以如何合理用药一直是人们关注的热点。随着医学的快速发展,大量的新药不断开发和问世,制剂不断翻新和改进,给临床药师提供帮助的同时也使药师用药的选择范围不断扩大和更加复杂,使药师在面对大量的药物信息时往往难以对用药方案及时做出正确的选择和判断,因此如何更好地解决合理用药的问题已迫在眉睫。近年来,循证药学的发展为解决这一问题提供了新的思路:循证药学强调临床药师在用药时,将经验和最新的科研成果及证据有机地结合起来,同时要求患者积极参与决策,以期达到最佳的临床效果。因此,循证药学的理论体系对指导临床合理用药很有意义。

1.安全用药　　以往的经验医学模式下往往更注重经验治疗,很容易将某个治疗"成功"案例的经验推广用于其他患者,尤其是在用药上,而且评价药物时并没有采用患者远期预后的指标及规范的安全性评价,更多考虑的是一些替代终点指标,因此缺乏科学性。而循证药学原则主张对药物的疗效及安全性进行更科学规范的评价,例如,在心血管疾病防治方面,选用死亡率、心肌梗死等硬性终点事件作为评判标准,就能更真实反映药物临床应用的价值。

安全用药要做到诊断明确,准确评估病情,严格掌握用药的适应证与禁忌证。在使用药物前,明确诊断及正确评估病情的危险程度十分重要,否则就会导致滥用药物。此外,任何药物都是双刃剑,有其积极的治疗作用,也有负面影响的一面。如果对药物的适应证和禁忌证掌握不当,不仅达不到治疗的目标,反而易导致意外事件发生。因此,合理用药一定要注意用药的指征和范围。

安全用药要求应用有效药物，使用有效剂量，力争治疗达标。根据循证药学原则，决定用药时应尽可能选用那些有更多循证证据的药物，因为这些药物经过多个大规模证实，科学性、安全性更强，它们的应用不仅可阶段性控制病情、改善症状，而且有望改善患者的临床预后，减少死亡率，延长生存期。不应选择那些仅能改善近期症状，但对长期预后无明显影响甚至有害的药物。例如，在冠心病的二级预防中，以往一旦诊断冠心病，硝酸酯类药物就会被长期应用，但现有证据表明长期应用这类药物对患者终点事件并无有益的影响，因而对诊断冠心病的患者，若无缺血性胸痛症状，不主张长期应用此类药物。此外，除了要求应用有效药物外，还应强调有效剂量。临床中常见一些治疗，虽选用了有效药物，但因使用剂量不够，不能发挥药物应有的作用，结果达不到治疗目标，有效药物也变"无效"了。

安全用药应注重用药的个体化，许多指南来源于大规模的临床试验结果，而临床试验的对象常常选择的是所谓"标准"患者，有严格的入选指征及排除标准，因此这些研究结果适用于这些"标准"患者。然而临床实践中每个患者的情况各不相同，并非都"标准化"，因此，循证药学的结果不能无条件推导到所有群体，应该结合患者的具体情况，做到在循证药学原则指导下的个体化用药模式，同时兼顾效益风险、效益价格比，正确做出临床决策。例如，对老年人、妊娠和哺乳期妇女、小儿，以及合并糖尿病或肝肾功能不全等特殊群体用药就应特别注意。

2.经济用药　是近年来新兴的一门药学分科，它把用药的经济性、有效性、安全性处于等同位置，其目的不仅能节约卫生资源，而且更有利于合理用药，减少药物不良反应和药源性疾病，以及减轻患者的经济负担等。

从药物经济学角度出发，治疗疾病时药物选用应同时满足"高效、安全、方便、廉价"的原则。药物经济学把用药的经济性、安全性和有效性处于等同的位置，其目的不仅是简单地节约卫生资源，而是更有利于合理用药，减少药物不良反应和药源性疾病，以及减轻患者的经济负担等。当前，世界各国均面临卫生资源绝对不足与卫生需求不断提高的巨大矛盾，而在我国卫生资源浪费和低效率使用惊人，国家卫生总费用超过社会经济的承受力，因此用较少的钱提供较好的医疗服务，使患者获得最佳治疗效果的问题日渐突出。目前，我国进行药物经济学方面的研究较多，但以回顾性分析为主，真正采用前瞻性的随机对照试验研究较少。因此，在药物经济学研究过程中应遵循循证药学原则，从试验设计开始，增加成本信息的收集，从而得到药物安全性、有效性、经济性的可信结果。循证药学要求临床治疗应考虑成本—效果关系，用药物经济学方法制定出合理的成本—效果处方，为临床合理用药和治疗决策科学化提供依据，使患者得到最佳的治疗效果，担负最小的经济负担。

例如,应用血管紧张素转化酶抑制剂治疗慢性充血性心力衰竭疗效肯定,但需要支付较高的药费。事实上该法既可减少反复住院,又可减少总死亡率,结果还是节省了经济开支,且大大延长患者的存活期和提高了生活质量,所以循证药学主要关注和评价的是一些预后指标,包括主要终点、次要终点、生活质量以及药物经济学结果。如今陆续发表了很多经济学方面的系统评价,这也为运用循证的手段治疗疾病,同时又能减轻患者的负担提供了经济学方面的依据。

(四)特殊人群用药实践中的循证药物治疗

特殊人群是指妊娠和哺乳期妇女、新生儿、婴幼儿、儿童及老年人。特殊人群的生理、生化功能与一般人群相比存在着明显差异,影响着特殊人群的药动学和药效学。

1.妊娠期和哺乳期妇女用药　妊娠期与哺乳期是人生中的一段特殊时期,大多数疾病状态需药物治疗,应用药物时不但要充分考虑妊娠期及哺乳期母体发生的一系列生理变化对药物作用的影响,还要注意药物对胎儿或新生儿的作用。妊娠期用药的基本原则:根据药物可能对胎儿有不良影响,FDA 根据动物实验和临床实践经验,将妊娠用药分为 A、B、C、D、X 五类。妊娠期用药一般应遵循以下原则:妊娠期用药必须有明确的指征,尽量避免妊娠早期(妊娠 1～12 周)用药;在医师指导下用药,尽量单一、小剂量用药,避免联合和大剂量用药;尽量选用老药,避免使用新药;参照 FDA 的药物分类,提倡使用 A、B 类药物,避免使用 C、D 类药物;应用可能对胎儿有害的药物时,要权衡利弊后再决定是否用药,若病情急需应用肯定对胎儿有危害的药物,应先终止妊娠再用药。

(1)提出问题:患者提出能否采用口服降糖药二甲双胍治疗。临床药师面临如下问题:①二甲双胍的安全性如何,对胎儿是否有致畸作用。②口服降糖药物二甲双胍对妊娠期糖尿病的血糖控制是否有效。③能否降低妊娠期糖尿病的并发症及围产期胎儿死亡率。按 PICO 原则:

P:妊娠期糖尿病患者。

I:使用口服降糖药二甲双胍。

C:与常规饮食控制或胰岛素治疗相比。

O:是否可降低围产期胎儿死亡率等妊娠期糖尿病并发症,其安全性如何。

(2)检索资源:ACP Journal Club,Cochrane 图书馆,MEDLINE,CBM。

(3)检索结果:1 篇 Meta 分析(MEDLINE)和 2 篇 Cochrane 临床试验中心登记库的临床试验。

(4)评价证据:评价所得证据的真实性、适用性。真实性:Meta 分析提出的研究问题清楚,有明确的纳入和排除标准,检索文献较系统全面,文献质量评价标准统一恰当,可重复性好,CENTRAL2篇RCT,均为前瞻性、随机、对照、盲法试验,但这两个试验的样本量均较小,故其试验结果仍需大规模随机对照试验证实。适用性:证据纳入人群均为妊娠期糖尿病患者,从本例来讲,临床适用性较好,有较大参考价值。

(5)应用证据:二甲双胍用于妊娠期糖尿病患者控制妊娠期糖尿病的发生有效,可减少产时及产后并发症的发生,无致畸作用。但是二甲双胍在妊娠期糖尿病患者的应用十分有限,尚缺乏高质量、大样本的RCT来证实。药师通过与患者交流,决定不对该患者使用口服降糖药二甲双胍治疗,治疗方案为:①饮食控制。②每日补充钙剂、叶酸、铁剂。③适度运动。④定期产前检查。

(6)后效评价:患者积极配合,进行饮食控制,适量运动,血糖控制满意,于孕39^{+4}周顺产一名健康女婴,患者对整个孕期治疗表示满意。

2.小儿用药　小儿时期包括新生儿期、婴儿期、幼儿期、学龄前期、学龄期、少年期等生长发育阶段。小儿用药的基本原则:严格把握用药指征,防止或降低药物不良反应;选择适宜的给药剂量与间隔时间,监测体内药物浓度调整给药剂量与间隔时间;选择适宜的给药途径。

3.老年人用药　老年人一般指年龄超过60岁的人。

优先治疗原则,用药时应当明确治疗目标,权衡利弊,避免用药不当导致病情恶化或产生严重不良反应;用药简单原则,一般合用药物控制在3～4种以内,减少药物相互作用。

用药个体化原则:由于老年人病情复杂多变,用药时应具体分析病情变化,根据用药指征合理选择药物,决定适当的用量,寻找最佳给药方案。老年患者的用药剂量应由小逐渐加大,一般采用成人剂量的3/4,必要时进行血药浓度监测,以合理地调整剂量。对于需长期服用药物的老年人来说,应定期监测肝、肾功能及电解质、酸碱平衡状态。同时注意提高老年患者对用药的依从性,耐心细致给予指导,按医嘱用药。

六、循证药学在药品未注册用法管理中的应用

(一)循证药学与药品未注册用法管理

药品说明书是经国家食品药品监督管理局(SFDA)核准的包含药品安全性和有效性等重要科学数据、结论和信息,用以指导安全、合理使用药品的技术资料,通常包括:药品的适应证或者功能主治、用法、用量、禁忌、不良反应和注意事项等信

息。根据国家卫生和计划生育委员会和国家中医药管理局《处方管理办法》,医师
应当根据医疗、预防、保健需要,按照诊疗规范、药品说明书中的药品适应证、药理
作用、用法、用量、禁忌、不良反应和注意事项等开具处方。如果医师在开处方时,
未遵照药品说明书的内容使用药品,则属于药品未注册用法,又俗称超说明书
用药。

1.药品未注册用法的原因

(1)药品说明书本身存在缺陷,不能满足临床治疗需求:由于申报药品注册时
所掌握的药品信息有限,造成药品说明书本身仍不可避免地存在先天缺陷。

(2)药品品种供给不足,不能满足特定人群和疾病治疗需求:药品研发时,通常
临床试验设计会把儿童、老年人、孕妇排除在受试者人群之外,导致大多数药物在
申请上市时缺乏特殊人群中的有效性和安全性数据。因此,药品主管部门批准
药品说明书的适应人群也就不包括这些特殊人群,由此造成临床上缺少特殊人群
可用的药物品种,特殊人群的治疗不得不突破药品说明书中的适应人群。

(3)患者对治疗的依从性差:主要表现为药品的超剂量服用或减量服用等,特
别是老年患者。

(4)其他原因:如医药企业的临床推广等。

2.采用循证理念管理药品未注册用法

(1)在我国不合理用药普遍存在的情况下,政府管理部门不宜提倡或鼓励超说
明书用药,但在对于患者的具体治疗过程中,出于使患者个体获得最大化利益的考
虑而超说明书用药是可以接受的。医师为患者提供的应该是最安全、有效的治疗
方式,而不能随意尝试新的治疗方法。药物新的适应证应该由科研人员在经过研
究,掌握循证医学充分证据的情况下,经相关部门审核批准,将其写入药品说明书
后,才可用于临床。

(2)药品未注册用法一定要有高质量循证医学的证据,把风险向患者说清楚,
让患者签知情同意书,经过医院伦理委员会和药事管理委员会讨论通过。例如,在
肿瘤疾病中,化疗药物超适应证使用的情况非常普遍,如,西妥昔单抗注射液说明
书推荐单用或与伊立替康联用于表皮生长因子(EGF)受体过度表达的,对以伊立
替康为基础的化疗方案耐药的转移性直肠癌的治疗。但实际临床使用中西妥昔单
抗注射液可以用于阴茎癌一线治疗及新辅助治疗,已经超适应证用药。系统检索
相关文献,全面收集证据:首先选择循证知识库(如 PubMed、UpToDate 等),循证
药学的原始研究文献中,不同研究设计类型的证据质量由高到低依次为指南、纳入
RCT 的系统评价、单个 RCT 和观察性研究,按此顺序筛选文献,最终获得指南。

结合临床经验和最佳证据应用证据:①用于 KRAS 基因野生型的转移性结直肠癌的一线、二线、三线的治疗,可与 FOLFOX 方案或者 FOLFIRI 方案联用。②用于阴茎癌一线治疗及新辅助治疗,具体的用法用量为:$500mg/m^2$ 滴注 2h,第 1 天,以后每 2 周 1 次或者 $400mg/m^2$,滴注 2h,第 1 周,之后 $250mg/m^2$ 滴注 1h,每周 1次。后效评价:西妥昔单抗注射液可以用于阴茎癌一线治疗及新辅助治疗。

(3)行业学会应发挥积极作用,根据循证医学证据制定权威的用药指南。各标准委员会定期根据循证医学证据和相关的研究结论对超说明书用药进行评价,修订标准化的诊疗规范。各诊疗标准委员会在制定诊疗规范过程中充分考虑药品说明书信息、药物特点和临床治疗的需要,正确对待临床医师在医疗实践中形成的药品有效性和安全性信息,制定一系列有利于促进合理用药、保障患者用药安全和治疗权益的标准化诊疗规范。

(4)加强对医师、药师等相关人员进行培训,使医师和药师掌握合理用药的最佳循证医学证据和相关的用药风险。

七、循证药学在药物安全性研究中的应用

(一)循证药学在评价药物的有效性以及安全性中的应用

一般情况下,利用循证药学来对药物的有效性以及安全性进行评价的过程中,都会有一套十分严格的评价和分级体系。在对药物的疗效进行评价的过程中,其侧重点为患者的生存质量以及终点指标,它强调的是从伦理学、卫生经济学、安全性以及临床有效性等方面来对其进行综合评定。它的评价方法与原理已经得到了现代医学的广泛认可。借鉴循证药学的研究成果、方法以及原理,可以将药物治疗后患者生存质量以及最终结果的特色、优势发挥得淋漓尽致。此外,它还可以为现代化的药物研究拓展一个全新的平台,利用国际公认的标准与规范来建立相应的安全性以及疗效的评价体系。

1.回顾性调查研究　采用分层与集群随机抽样相结合的方式,选择药物治疗效果相对较好的疑难病、多发病、常见病,对公开发行的药物实验报告、报刊文摘、会议论文、书籍、期刊配伍禁忌、不良反应等文献进行仔细、全面、系统的收集和整理。建立相应的数据库,为进一步对药物的有效性以及安全性进行 Meta 分析提供相应的依据。

2.非临床系统的研究

(1)荟萃分析:以循证药学的研究原则为依据,对回顾性调查所得到的数据资料进行筛查、认定、甄选,然后再对选定的数据资料进行系统 Meta 分析。对药物临

床治疗过程中出现不良反应的原因、解决办法以及临床治疗过程中的有效性、合理性进行分析、总结,并将分析所得到的结果进行统计学处理。根据分析的最终结果与各因素之间存在的关系,建立起对应的回归方程,并根据治疗过程中的实际情况,对其进行 Logistic 回归、多元逐步回归以及多元线性回归分析,通过对其进行数理分析,研究药物治疗过程中出现不良反应的因果关系,分析各个因素对最终结果作用的方向、大小,同时还要对导致患者出现不良反应的原因及其作用机制进行分析。此外,在对药物的有效性以及安全性进行评价时,最常用的方法就是从客观的角度来对药物治疗过程中的优点以及存在的不足进行总结、分析,并提出切实可行的改善方案。

(2)实验验证:对于在治疗过程中出现不良反应的频率较高的药物,采用实验的方法来找到其出现不良反应的原因,并对其安全性以及疗效进行重新评价。从药物代谢的动力学、毒理学、主要药效学、指纹图谱、理化反应以及体外的相互作用等方面进行分析,然后再对其进行实验研究。利用循证药学来对药物的临床疗效进行严格的评价,并充分应用生物信息学、蛋白质组、基因组等现代化的科技手段来对中药整合后的作用进行探讨。最后,用国际上通用的语言来对中药,尤其是复方中药的相关疗效以及作用机制进行阐述,同时还可以用其来对中药处方进行优化,以便于研发出更有效、更安全的新型中药配方制剂。

(3)前瞻性的临床试验:所谓的药物临床试验就是指为了对药物的安全性以及疗效进行评价,在人体中对某种药物的系统性进行研究,以此来揭示、证实试验所用药物的不良反应以及作用等。在临床流行病学中,对药物的疗效进行评价的最佳方法就是随机对照、多中心、大样本的前瞻性临床实验,这也是证明该疗法是否具有安全性以及有效性的有利依据。

(二)循证药学在安全性研究中的工作步骤

1.发现临床安全性问题,并转化成可以检索的、易于回答的问题。

2.根据安全性问题找出相关的安全性研究文献。

3.评价文献,确定安全性证据的真实性。

4.病例是否经过认真确定并具有代表性,是否处于病程的相同阶段,通常是病程较早的阶段。

5.随访时间是否足够长,是否所有研究对象都随访到,并且随访完整。

6.是否叙述了判断结局的客观指标和采用盲法判断结局。

7.如果研究亚组中有不同安全性指标,该结论是否可靠,必须了解作者是否对重要的安全性因素进行了统计学的调整或校正,是否在独立的研究组内进一步证实该结论也可靠估计预后研究结果的重要性。

8.是否报告了整个病程的安全性指标,而不是某一时点的指标。

9.安全性估计的精确度如何,即是否报告了安全性指标概率的可信区间。

10.评价/估计研究结果的适用性。

11.文献中的研究对象和我们临床实际所遇到的病例是否相似,作者是否将研究对象情况介绍清楚。

12.研究结果是否有助于对临床治疗做出决策和有助于对患者及其亲属进行解释。

第三节　诊疗指南与临床药物治疗

一、诊疗指南基本概念和发展

(一)诊疗指南的概念

诊疗指南,即临床实践指南(CPG),指人们针对特定的临床情况系统制定出的帮助临床医师和患者做出恰当处理的指导意见。在指南的指导下结合患者的具体病情做出诊断和治疗的决策,有助于循证医学的原则在临床医疗实践中得到更好的贯彻和实施,规范临床医师的医疗行为,提高医疗服务质量。临床实践指南包括:证据的综合及概括,以得出一种干预措施对典型患者平均效果的证据;对如何将这一证据用于具体患者提出推荐意见。

(二)诊疗指南的发展

20世纪60年前指南开始成为临床实践的一部分,但近20年发展很快并迅速成为临床各专业的热点。20世纪90年代以来,指南制定在英、美、欧洲迅速发展,各发达国家的医学专业团体,政府机构及其他组织纷纷发表诊治各种疾病的诊疗指南,试图合理规范临床实践。我国政府和各专业学会也陆续制定发布了多种疾病临床诊治指南,主要覆盖心脑血管、内分泌、血液、神经/精神和肿瘤等系统疾病。诊疗指南的出现和发展相关因素包括:

1.临床实践的极大差异　20世纪80年代后很多研究发现,对同样一个临床问题,不同国家或同一国家的不同地区甚至在一个州内的不同社区,其处理方法各异。临床实践的差异几乎超过了临床、人口学以及地域等特点差异所能解释的范围,而令人对这些差异的合理性及使用这些治疗措施的科学性产生怀疑。基于研究证据的诊疗指南则可缩小这些差异,从而规范医疗行为,使患者得到应有的合理的医疗服务。

2.医疗费用问题 有限的卫生资源不能满足对医疗保健无限增长的巨大需求是全球面临的难题。各国政府和医疗保险机构面对种类繁多的治疗措施,特别是昂贵的方法需要确定哪些费用应该报销,应该更加明智而不是盲目地使用有限的卫生资源已成为共识。因此对一组类似的患者,根据科学证据制定一套规范化的治疗措施,对于制定医疗费用补偿政策、合理及高效地使用有限的卫生资源具有重要意义。

二、临床路径

临床路径是指针对某一疾病建立一套标准化治疗模式与治疗程序,是一个有关临床治疗的综合模式,以循证医学证据和指南为指导来促进治疗组织和疾病管理的方法,最终起到规范医疗行为,减少变更和任意性,降低成本,提高治疗质量的作用。相对于指南来说,其内容更简洁、易读,适用于多学科多部门具体操作,是针对特定疾病的诊疗流程,注重治疗过程中的规范性和各专科间的协同性,注重治疗的结果,注重时间性。

临床路径是相对于传统路径而实施的,传统路径即是每位医师的个人路径,不同地区、不同医院、不同的治疗组或者不同医师个人针对某一疾病可能采用的不同治疗方案。采用临床路径后,可以避免传统路径使同一疾病在不同地区、不同医院、不同的治疗组,或者不同医师个人间出现不同的治疗方案,避免了其随意性,提高医疗工作的准确性、预后等指标的可评估性。

临床路径通过设立并制订针对某个可预测治疗结果,患者群体或某项临床症状的特殊的文件、教育方案、患者调查、焦点问题探讨、独立观察、标准化规范等,规范医疗行为,提高医疗执行效率,降低成本,提高质量。

循证医学是在临床医学实践中发展起来的一门新兴临床科学,其核心是提示人们在医学实践中不能单凭临床经验,而是要遵循科学的原则和依据办事。临床路径制定应遵循的原则:体现患者第一原则、科学性原则、适用性原则、综合性原则、医患双方共享的原则、持续改进的原则。依据循证医学发展而来的疾病临床路径管理,是由组织内有临床经验或者多学科专业成员根据某种疾病药物治疗或某种手术方法制定的一种治疗模式,让患者由住院到出院都依此模式接受治疗。制定的步骤为:收集资料,充分循证;应用循证医学的理论和方法,检索国内外医学文献,为科学临床路径的制定提供依据;制定临床路径文本,包括医师版临床路径文本、临床路径患者告知书及变异分析表;临床路径表初稿交相应的专家修订修改,根据专家的意见进一步完善临床路径表,这个过程不断反复直至制订出科学的临床路径文本。从 2010 年起,中国 50 家医院将推行仿照工业流水线设计的"临床路径管理",112 个病种有了"标准流程图",可望实现"同病同治"。

临床路径包含以下内容或执行流程:疾病的治疗进度表;完成各项检查以及治疗目标和途径。有关的治疗计划和预后目标的调整;有效的监控组织与程序。临床路径的具体执行包含以下几方面内容:患者病历及病程记录,以日为单位的各种医疗活动多学科记录,治疗护理及相关医疗执行成员执行相关医疗活动后签字栏,变异记录表,分开的特殊协议内容。

临床路径所设立的内容应当不断更新,依据医学等学科的发展、药物治疗学的发展与疾病的最新治疗标准或治疗指南保持一致。同时临床路径也是整个治疗过程的行之有效的记录模式,该模式允许治疗方案根据患者的具体情况进行恰当的调整。临床路径的执行过程中,涉及医师、护士、药师及整个医疗团队。临床药师参与临床路径的实施,加强了医患交流及互动,使疾病得到有效治疗,提高了生命质量。

临床药师临床路径实例:根据我国《2 型糖尿病防治指南》(2013 版)中明确指出,每位糖尿病患者应接受综合治疗措施包括糖尿病教育、饮食控制、运动疗法、降糖药物及自我监测 5 项内容,临床药师在传统综合治疗措施基础上,增加预先制定的胰岛素注射合理用药的临床路径。其主要内容有:①胰岛素治疗基本概况。②胰岛素的种类和使用方法,如不同胰岛素治疗的区别、治疗的不同效果、注射部位的选择、注射前的准备。③低血糖的症状和体征、处理方法、预防方法。④胰岛素的储存方式,外出、应酬、患病时的注意事项,忘记注射胰岛素时的处理方法。⑤胰岛素治疗时血糖、糖化血红蛋白、血压的控制目标。⑥胰岛素笔的安装和注射方法。⑦用时与护理配合发放胰岛素治疗卡,内容包括患者床号、姓名、身高、体重、每餐饮食量及时间、胰岛素种类、每次剂量、注射时间、空腹血糖、三餐后血糖、睡前血糖等,更换胰岛素即更换胰岛素治疗卡,出院时由临床药师发放相类似的正确使用胰岛素的治疗卡。临床药师参与临床路径管理是糖尿病胰岛素注射患者进行用药教育的有效途径,能明显提高糖尿病胰岛素注射患者的认知,提高治疗效果及治疗的依从性,提升患者对临床医疗服务的满意度。

三、循证指南的制作方法

临床实践指南的制定方法大致分为 4 类:非正式的共识性方法;正式的共识性方法;明晰指南制定法;循证制定指南的方法。

（一）循证指南的制定

1.指南制定方法学　2006年,就有针对指南制定方法学的论文,这为世界卫生组织(WHO)制定指南提供了依据,促进了研究证据在推荐意见、指南和政策制定时的应用。如今WHO的《指南制定手册》和2014年发表在加拿大医学会会刊(CMAJ)的《指南2.0:为成功制定指南而系统研发的全面清单》,为专业学会提供了指南制定的步骤和过程。其制定了指南实践步骤的全面清单,包括指南制定时要考虑的18个主题和其中的146个条目。该清单详述了完整的指南制定过程,18个主题可系统归纳为:组织、预算、规划和培训。

制定一个通用而详细的计划,包括什么是可行的,如何实现以及制定和使用指南需要哪些资源。该计划应适用于具体阶段,且用非正式的通俗易懂术语进行描述。

2.设置优先领域　指利益相关者确定优先领域,并对其进行平衡和分级。设置优先领域可确保将资源和精力投入到某些常见领域(例如,慢性阻塞性肺疾病、糖尿病、心血管疾病、癌症、预防),卫生保健推荐意见将会在这些领域为人群、辖区或国家提供最大利益。设置优先领域的方法在应对现有可能的困难时,还需要有利于未来计划。

3.指南小组成员　确定指南制定及其他步骤的参与者及其资质、人员规模、遴选方法。

4.组建指南小组　确定需要遵循的步骤,参与者的讨论方式以及决策方法。

5.确定目标人群和遴选主题　包括描述指南用户或潜在用户,并定义指南涵盖的主题(例如,对慢性阻塞性肺疾病的诊断)。

6.用户与利益相关者参与　描述那些不一定成为专家组成员但会受指南影响的相关人群或小组(例如,目标人群或用户)是如何参与的。

7.考虑利益冲突　主要是定义并管理个人利益关系和专业职责间的潜在矛盾,这些矛盾会让人怀疑其行为或决策是否受到了利益驱动,如经济、学术研究、临床收入或社会地位。利益冲突包括可能影响组织或个体不受束缚解决科学问题能力的经济、知识产权或其他关系。

8.形成问题　主要是通过PICO(患者/问题、干预措施、对照、结局)框架定义推荐意见需要解决的重要问题,包括具体的人群、干预措施(含诊断检查和策略)以及与决策相关的结局。例如,是否应该使用A检查,或者B、C、D或E疗法是否可用于慢性阻塞性肺疾病。

9.考虑结局指标和干预措施的重要性、价值观、偏好和效用　在制定指南的过程中,整合那些受推荐意见影响的人对可能结果的评价。这包括患者、看护者及卫生保健提供者的认知、态度、期望、道德和伦理价值观、信仰;患者的生活和健康目标;对干预和疾病的以往经验;症状经验(如气短、疼痛、呼吸困难、体重减轻);对利弊结局的偏好和重视程度;病情或干预对生活质量、健康或满意度的影响,以及实施干预措施、干预本身及患者可能经历的其他环境间的相互作用;对备选方案的偏好;对沟通的内容与方式、信息以及决策与保健参与的偏好。这些与经济学文献中提及的"效用"相关。干预本身可被认为是推荐意见的结果(如用药或进行手术治疗的负担)和与之相关的重要程度或价值。

10.确定纳入的证据类型并检索证据　主要是基于证据类型(如,方法学质量严谨的研究或非正式收集的数据)、研究设计、人群特点、干预和对照来设定纳入排除标准,并决定将如何查找和获取证据。该步骤还包括(但不局限于)有关价值观与偏好、当地数据和资源的证据。

11.综合证据并考虑其他信息　主要以综合的方式(例如,表格或简述)呈现证据,以促进制定和理解推荐意见。它还包括确定并考虑所研究问题的其他相关信息。

12.评价证据体的质量、优势或确定性　应用结构化方法透明地评价已有研究(单个研究和证据体),以评估对已有证据的信心。这些证据可能涵盖(但不限于)疾病的基线风险或负担、结局指标和干预措施的重要性、价值观、偏好、效用、资源利用(成本)、效果评估和诊断测试的精确性等方面。

13.制定推荐意见并确定推荐强度　制定推荐意见包括应用结构化分析框架和透明系统的过程来综合推荐意见的影响因素。确定推荐意见强度就是判断指南专家组对实施推荐意见将会利大于弊有多少信心。

14.对推荐意见和实施、可行性、公平性的注意事项的撰写　由选择促进理解和实施推荐意见的语句组成。措辞要与对实施、可行性和公平性的注意事项(即指南专家组如何考虑使用推荐意见及其对所描述因素的影响)相关联。

15.报告与同行评审报告　是指如何发布指南(如印刷版和在线版)。同行评审是指在指南文件发表之前对其进行评审,以及指南制定小组之外的利益相关者如何对其进行内部和外部评审(如发现错误)。

16.传播与实施　相关小组认识并促进指南应用的策略(例如出版物和移动应用程序等工具)。

17.评价与应用　指可进行以下判断的正式和非正式策略:指南评估既是过程,也是结果;对指南的应用、采纳,或两者同时进行评估;评价指南的影响及指南是否可以改善患者或公众的健康或其他结果。

18.更新指南　因为影响推荐意见的证据或其他因素的变化,指南需要何时以及如何更新。

指南制定步骤与指南制定小组中各成员的参与是相互关联,而不一定是连续的。基于用户与利益相关者的参与,指南专家组与支持小组共同合作。他们通常向监督委员会或监督该过程的董事会进行报告。例如,决定如何在早期纳入利益相关者来进行优先领域设置和主题遴选时,指南小组还必须考虑如何与利益相关者建立正式关系,才能更有效地传播与实施指南,以促进指南的使用。此外,在整个指南制定过程中都要考虑组织、规划和培训,而且记录所用方法学和所做决策,以及考虑利益冲突等步骤都会贯穿于整个指南制定过程。

(二)循证指南的评价

采用循证的方法制定指南已经成为国际上临床指南开发的主流趋势,为提高指南制定的质量,很多国家制定了制定和评价临床实践指南的清单,其中经常用到的是指南研究与评价工具(AGREE),这是由13个国家的研究者制定的指南研究和评价的评估工具,AGREE评估工具既评价报告的质量也评价推荐建议某些方面的质量,对一个指南能达到预期成果的可能性进行评价,但不评价指南对于患者结局的影响。AGREE评估工具可以评价地方、国家、国际组织或联合政府组织发行的指南,包括新指南、现有指南和更新的现有指南,并适用于任何疾病领域的指南,包括诊断、健康促进、治疗或干预。2003年,AGREE协作网制定并发布AGREE,并将指南的质量定义为"对指南制定的潜在偏倚得以充分考虑,以及对指南推荐意见具有内部真实性、外部真实性和实施可行性的信心"。2005年,国内学者对AGREE I 进行了翻译,将其正式引入中国。2009年,AGREE协作网发布AGREE II 。

1.AGREE II 适用人群　卫生保健提供者,帮助他们决定哪些指南可以被推荐于实际应用;指南制定者,使他们可以遵循一种结构化的、严格的制定方法,并可作为一个自我评价的工具以确保指南的健全;卫生决策者,在他们采纳推荐建议之前,可以自己先进行评价;教育工作者,帮助卫生专业人员提高严格评价的技能。

2.AGREE II 的结构与内容　由一个用户手册、6个领域、23个条目和2个总体评估条目组成。每个领域针对指南质量评价一个特定问题。此外,针对每一个条目都设计了用户指南,提供额外的信息,帮助使用者更好地理解这些条目和其中的概念。

3.AGREE II 的使用　在应用AGREE II 前,用户首先仔细阅读整个指南文件,除指南文件外,用户还应在评价前尝试鉴别指南制定过程中的所有信息。AGREE Ⅱ推荐评价指南的人数至少为 2 人,最好为 4 人。AGREE Ⅱ每个条目的评分为 1～7 分,1 分表示指南完全不符合该条目,7 分代表指南完全符合该条目,2～6 分代表指南不完全符合该条目,得分越高说明该条目符合程度越高。

4.AGREE Ⅱ与原版 AGREE 的区别 AGREE Ⅱ中增加了"何处查找相关信息"部分,指导评价者在指南里的哪个部分能找到相关的信息,并包括用于标记指南各个章节的术语。评价者有责任复习整个指南以及指南附加材料,以确保评估公正。在 AGREE Ⅱ中还增加"如何评价"部分,包括评价标准的细节和每一个条目的明确理由。

四、诊疗指南制定的问题与挑战

(一)诊疗指南制定的方法

1.确定指南的主题和目的 指南制定的总体目的是确保正确的临床实践,而每一个指南的具体目的则根据需要解决的临床问题而具体制定。明确指南的主题和目的是指南制定早期的重要步骤,这可以帮助指南制定小组明确需要解决的临床问题并给出合理的制订策略。指南研究和评价的国际协作组织关于指南主题与目的的标准有 3 条:明确阐述指南的总体目的,明确阐述指南所涵盖的临床问题,明确阐述指南所应用的患者。

2.成立专门的指南制定小组,进行指南开发 在明确指南的主题与目的后,就要选择合适的人员组建专门的指南开发组开始指南的编写。为确保指南的质量,开发小组应包括所有相关领域的人员,主要有 3 类。

(1)医学专业人士:包括指南涉及主题的所有相关专业人员,如医师、护理人员、药剂师、康复医师等。这些人员应对医疗保健服务各个阶段可能遇见的临床问题进行识别及处理。

(2)相关领域专家:主要包括方法学专家、流行病学家、文献学专家、统计学专家、卫生经济学专家、公关专家、临床或社会心理学家以及编辑人员等,以确保与指南制定相关方法与程序的选择与操作。

(3)患者代表:越来越多的指南制定组包含了患者成员,以考虑患者对卫生服务的体验与期望。这不仅可以提高指南的可操作性,同时也可以保证其客观性与公正性。

3.指南严格制定 循证性指南的开发要严格按照一定程序制定,随着方法学的发展,循证指南的制定程序逐渐成熟并趋向一致,主要包括证据的检索与筛选

（评价）和推荐意见的形成两个部分。

4.指南起草 很多指南制定机构有固定的专职人员进行指南的编写工作。SIGN指出，由于指南的特殊性，要求指南的语言清楚、明确，对于涉及的术语要精确定义，从而确保指南的清晰、可读。最好的指南表达形式应根据患者、主题以及使用者的不同有所变化。尽管由于不同国家、不同组织在编写指南时所采用的结构不尽相同，但通常都包括以下几方面内容：①编写目的说明。②相关信息及其开发情况介绍，主要包括背景信息介绍、指南开发组织及其人员简介、适用范围（患者与使用者）介绍、相关说明与致谢。③指南正文，主要包括摘要、引言、流程图及其要点说明、详细的推荐意见与推荐强度、支持的证据链接，并提供证据摘要与证据表、附录与相关说明。④参考资料，需要提供参考文献以及进行文献检索与综述中使用的其他资料。需要指出的是，推荐意见的撰写既要注重科学性，也要注意语言表达的方式。因为这是导致推荐意见可接受和便于实施的一个重要影响因素。

5.临床指南的修改、评审及定稿 为了确保指南的质量，指南在发表前必须经过修改与外部评审。指南修改的方法很多，可以通过会议、邮件以及网络等多种方式进行。将指南草案放到网站上，或者通过开放的会议听取意见。开放性会议邀请全国相关机构与组织的人员参加，在会上由指南小组展示指南初稿并解释指南的构思，与会者可以口头或书面的形式对指南的内容提出修改意见和建议，也可以在会后一定时间内进一步提供书面意见。修订后的指南将被送至同行专家进行进一步评审。与之前的讨论不同的是，评审是要征求公认的权威性机构和专家的意见并得到他们的认可。评审人员应是指南制定小组以外的独立成员，包括临床领域和方法学专家。他们就推荐意见的合理性和用于实践的可行性进行判断并对指南内容进行完善。在最终稿件中对于指南修改和外部评审的方法应给予描述，并提供评审者名单及所属单位。同时，修改过程中还要反复听取使用者和患者的意见。

（二）诊疗指南制定的本土化

由于不同国家和地区的客观条件和经济发展水平、政治、文化背景的差异，部分研究结果尤其是政策证据很难直接在不同国家间推广，所以制定本土化的诊疗指南应该采用国际公认的标准方法和流程直接生产本土化证据，并进行全程质控和动态评价。

生产本土化证据实例：

1.研究目的 可借鉴WHO及GRADE有关循证评价，遴选基层医疗机构心血管病循证用药，进行本土化改造，探索建立满足基层医疗机构心血管疾病用药的方法、标准和流程。

2.研究方法　首先需确定心血管疾病的标化病名,从国内外最佳临床指南中提取指南推荐药物,评价指南推荐药物、治疗原则及证据质量,最后按照 PICOS 要素设计同类比较优选药物,评价其有效性、安全性、经济性、适用性和可转化性。制定基层医疗机构心血管疾病药品目录、用药原则和推荐意见。

3.技术要点　比较全球证据,结合本土具体情况。

(三)诊疗指南制定后的使用与转化

转化或转换医学是近两三年来国际医学健康领域出现的新概念,制定指南的初衷是为了更好地防病治病、更好地指导医师临床实践。虽然各类指南的推广方面做了许多工作,但逐渐发现这些指南并没有很好的得到落实,指南与临床实践的差距依然很大,未能起到很好的指导临床实践作用。如在心衰的治疗中我们反复强调 ACEI 与 β 受体拮抗剂这两类药物的重要性,只要没有禁忌证的心衰患者都可以运用 ACEI 类药物,只要无明显体液潴留的心衰患者都可以运用 β 受体拮抗剂,而且每一个无禁忌证的人都需要用。但是到目前为止,这两大类药物在临床中应用情况非常低,达标率就更低。因此可见,指南与临床实践的差距非常大。

加强诊疗指南的使用与转化,首先相关的学术机构和管理机构应该加大管理力度,促使指南在医师群体中能够得到正规的宣传,让医师全面认识指南、了解指南,进而掌握指南、应用指南。其次,加强对基层医师关注和培训。我国的患者分布在全国各地,有至少 2/3 的患者分布在农村或边远地区,这些患者主要由基层医疗机构提供健康服务。由于基层医务人员不能及时了解到指南精神,致使全国2/3的患者无法得到正确而有效的治疗。因而加强对基层医师的宣传和普及更为重要。

(四)临床药师应以诊疗指南为指导开展临床药学服务

临床药师擅长药学知识,但对于医学知识储备不够。诊疗指南是依据特定的医疗系统的专家,利用已明确的研究证据,根据当前的知识水平和经验,对常见的健康问题优先推荐疗效好、经济适用的药物及非药物治疗方案。诊疗指南可作为处方点评的标准,促进药物的合理应用,将诊疗指南作为合理用药评估的标准,客观合理地分析药物应用情况。例如,《卫生部办公厅关于抗菌药物临床应用管理有关问题的通知》[卫办医发(2009)38 号]规定,手术总预防用药时间一般不超过24h,个别情况可延长至48h,临床药师可以根据此文件指导外科合理使用抗菌药物,根据诊疗指南明确药物的使用时机、剂量及联合用药。诊疗指南还可以作为临床药师用药教育的依据,指南中对疾病的产生如何预防、患者应注意的问题等均有详细的阐述；另外，诊疗指南不仅有诊断、治疗的基本原则，对药物的选用、不良反应、注意事项、相互作用都很明确，有助于临床药师获得医学基础知识、培养临床思维，是临床药师学习的捷径。

　　特殊人群诊疗指南建立的差异：特殊人群主要指老年人、新生儿、孕妇、哺乳妇等处于特殊生理状况，以及肝功能减退、肾功能减退处于特殊病理状况的患者。目前临床出现两种不同的医疗模式，一种是基于临床指南为基础的医疗模式，另一种是基于临床医师个人经验为基础的个体化医疗模式。诊疗指南的适用对象是临床试验的入选标准人群而非特殊人群，所以对于特殊人群，应该建立个体化的诊疗指南，知道个体化的临床治疗过程。个体化治疗并不是字面意义上的针对每位患者分别使用不同的药物和仪器，而是指根据对某一特定疾病的易感性或某一特定治疗方案的敏感性差别对患者进行分类，并采取不同的措施。在疾病的预防和治疗过程中，个体化医疗的针对性更强，有助于提高疗效、节俭费用、减少治疗不良反应。虽然目前在个体化治疗的研究中，人们越来越多地关注个体基因变化对疗效的差异影响，然而任何对治疗效果有差异的临床特点都影响临床决策。

　　目前已进入循证时代，越来越多的人相信，根据基于临床证据的指南进行临床决策，对患者的治疗会更明智。然而，虽然大多数严谨的临床指南对临床证据强度的级别进行了严格区分，但是衡量临床证据强度级别的标准本身就有极大的局限性，这些标准仅是对临床试验设计的方法而言，而对证据可靠性最重要的关键问题——入组患者的来源却默认为无异质性，这种个体差异被忽略的情况可直接导致产生与事实完全相反的试验结果。此外，有经验的临床药师根据对个体患者的特殊性和对治疗方案敏感性的差别行个体化治疗是非常宝贵和重要的临床实践。临床指南在较大范围内规范了临床行为，指导临床决策，然而精细化的治疗取决于我们的临床经验。

第四章　药物治疗监测

第一节　治疗药物监测的基础

一、血药浓度与药效

(一)血药浓度与其作用部位浓度的关系

药物进入机体后到达作用部位,与药物受体可逆性结合而产生药理作用。对大多数药物而言,药理作用的强弱和持续时间与其在作用部位的浓度呈正比,但实际工作中由于技术上的困难,要直接测定局部的药物浓度,采集样本的难度大。此外,还受到医学伦理道德规范的限制,因此直接采集人体组织样品不具备临床可行性。目前,还不能直接测定药物受体部位的药物浓度,只能通过测定血液中的药物浓度间接了解药物在作用部位的浓度。因此,测定血液中的药物浓度可作为判断药物在受体部位浓度的间接指标。

血液中的药物有两种形式,一种是与血浆蛋白结合的结合型药物,另一种是游离型药物。由于只有游离型的药物才能通过细胞膜到达作用部位,产生药物疗效,因此测定游离型药物浓度才能较好地了解药物在作用部位的浓度。然而由于测定技术上的困难,目前普遍以血浆药物总浓度作为药物在作用部位浓度的检测指标。一般情况下,药物的总浓度及其变化能够反映出药理作用的强弱及持续时间的长短,但是在以下药物血浆蛋白结合率发生变化的情况下,药物总浓度的变化与游离型药物浓度变化并不平行:①与血浆蛋白结合率高的药物,如抗心律失常药丙吡胺,其蛋白结合率依血药浓度而异,为 35%～95%,呈现明显的浓度依赖性,表现为非线性动力学。但是该药的游离型浓度为线性动力学,游离型药物浓度与该药的抗心律失常作用的相关性明显优于总药物浓度。②疾病改变了药物血浆蛋白结合率,如在肝硬化病人体内,奎尼丁的游离型药物浓度可增加 3 倍,但是总药物浓度变化并不明显。鉴于以上原因,说明血中游离型药物浓度与药理效应关系更为密切,因此克服游离型药物浓度测定上的困难,对真实反映血药浓度与药理效应之间的关系极为重要。

（二）药物剂量—浓度—效应间的关系

研究表明，相同的药物剂量给药后，在不同的种群之间其血药浓度各异，即使在同种群体不同个体之间也会产生很大的血药浓度差异。有人对 42 例癫痫病人每天服用苯妥英钠 300mg 后同一时间的血药浓度进行研究，发现苯妥英钠在有效血药浓度范围（$10\sim20\mu g/mL$）内的有 11 例（26.2%），低于治疗浓度（$10\mu g/mL$）的 23 例（54.8%），高于治疗浓度（$20\mu g/mL$）的 8 例（19%，包括超过中毒浓度 $30\mu g/mL$ 的 3 例）。由此可见，服用药物剂量虽然相同，但对不同个体可表现为无效、有效或中毒等效应间的差异。相比之下，虽然不同个体尤其是不同种属间服用的药物剂量相差很大，但是只要产生的血药浓度相同，其药理效应就极为相似。如保泰松对兔和人的剂量分别为 300mg/kg 及 10mg/kg，两者相差 30 倍，但 $10\sim20\mu g/mL$ 是其产生抗炎作用的共同有效血药浓度。因此，与剂量相比，血药浓度和药理效应的相关性更强。

（三）有效血药浓度范围

有效血药浓度范围是指最小有效浓度（MEC）与最小中毒浓度（MTC）之间的血药浓度，临床上常将此范围称为药物治疗窗。一个好的药物治疗方案是给予合理剂量后，在给药间隔内的血药谷浓度与峰浓度维持在治疗窗内，从而可以达到最佳疗效并且避免中毒反应。如果给药后血药浓度低于 MEC 则达不到疗效，超出 MTC 则发生药物中毒。如苯妥英钠的有效血药浓度范围是 $10\sim20\mu g/ml$，在此治疗窗内有抗癫痫及抗心律失常作用，当血药浓度低于 $10\mu g/mL$ 时无药理效应，达 $20\sim30\mu g/mL$ 时出现眼球震颤，达 $30\sim40\mu g/mL$ 时出现运动失调，超过 $40\mu g/mL$ 时出现精神异常甚至死亡。因此，有效血药浓度范围在 TDM 中是判断无效、有效和中毒的重要标志。

（四）目标浓度

血药浓度与药理效应之间的相关，可能因某些因素如衰老、疾病、合并用药等而产生变异，致使有效浓度范围在某个病人体内与一般人明显不同。为了避免机械地生搬硬套有效浓度所导致的个体病人治疗失误，近年来有人提出目标浓度这一概念。所谓目标浓度，指的是根据具体病情和药物治疗的目标效应为具体病人设定的血药浓度目标值，目标浓度的设立必须考虑治疗指征、个体病人的生理病理状况、病人的用药史等。目标浓度注重血药浓度与药理效应之间相关关系的个体化。与有效浓度范围不同，目标浓度既没有绝对的上下限也不是大量数据的统计结果。

二、血药浓度与药效的相关模式

(一)血药浓度与药效呈直接关系

在多剂量给药达到稳态的情况下,血液中药物浓度与作用部位浓度达平衡状态,这时可以用纯粹的药效学模型来描述血药浓度—药效关系。例如对数线性模型,该模型提示在 20%～80%最大效应范围内,效应强度和血药浓度的对数呈近似的线性关系,即:

$$E = A \log C + B$$

式中 E 为药物效应强度,C 为血药浓度,A 为直线斜率,B 为常数。

(二)药效滞后于血药浓度

药理效应和血药浓度之间的关系不一定都符合上述公式,某些药物的药理效应滞后于血药浓度的升高,即所谓滞后现象。某些药物在单剂量给药的情况下,药理效应滞后于血药浓度最为常见,这种滞后现象常由下述原因所致。

1.药物向效应部位分布需要一定的平衡时间　如果效应部位处于血管分布较少、血流慢、流量小的周边室,药物从中央室进入周边室作用部位就需要经过一定的时间才能使药物浓度趋向平衡。在这种情况下,就会出现药理效应滞后于药物浓度的现象。例如,地高辛静脉给药后血药浓度一开始便处于峰值状态,而地高辛向心肌的分布一般需要 6h 左右才能达到平衡,此时血药浓度已经下降,但是地高辛却在血药浓度较低时呈现最大药理效应。

2.药物的间接作用　很多药物到达效应部位很快,但起效很慢,这是由于药物需通过间接作用于某一活性递质才能起作用,这个过程需要一定的时间。所以血药浓度的变化和药理效应的变化在时间上就可能不一致。在临床用药时,应根据药物作用机制来分析药效滞后于血药浓度的原因,如华法林的抗凝血效应。华法林可抑制凝血酶原复合物的合成,使其体内浓度降低而产生抗凝作用,但华法林不影响凝血酶原复合物的分解,而这种分解过程速度很慢,所以通常在给药后数日华法林才呈现出最大抗凝作用。

三、影响血药浓度的因素

在 TDM 中影响血药浓度的因素有很多,主要来自于药物本身和机体两方面。药物本身因素主要包括药物的理化性质、药剂学因素、药物活性代谢产物、手性药物对映体等;机体因素包括年龄、性别等生理因素和病理因素,还包括遗传,各种生活习惯如吸烟、饮酒等。在 TDM 时一定要考虑上述因素对血药浓度的影响。

(一)药物本身因素

1.药物的理化性质　药物的理化性质如脂溶性、解离度、相对分子质量等均可影响药物的吸收,从而影响血药浓度。①脂溶性:脂溶性药物可溶于生物膜的类脂质中而扩散,故较易被吸收。水溶性药物单纯经被动扩散不易被吸收,但如果能经主动转运机制吸收,如经转运体转运,则易被吸收而使血药浓度升高。如临床上口服的水溶性—内酰胺类抗生素头孢氨苄吸收良好,血中很快可以测到其浓度,因其化学结构决定头孢氨苄可经胃肠道肽转运体 1(PEPT1)主动转运而易被吸收。②解离度:对弱酸性或弱碱性药物而言,由于受到胃肠道内 pH 的影响,药物以非解离型(分子型)和解离型(离子型)两种形式存在。两者所占的比例由药物的解离常数 pK_a 和吸收部位的 pH 所决定。弱酸性药物在碱性环境下解离度大,不易被吸收,血药浓度较低,因此临床上如遇口服弱酸性药物中毒,应该采用弱碱性药物洗胃,防止弱酸性药物吸收入血。如口服弱酸性药物苯巴比妥过量引起中毒时,应该用碳酸氢钠洗胃,减少药物的吸收,从而防止其血药浓度升高而解救中毒。③相对分子质量:相对分子质量大的水溶性药物不易被吸收,相对分子质量小的水溶性药物可以自由通过生物膜的膜孔扩散而被吸收入血,因此血药浓度较高。相对分子质量大的药物,即使是脂溶性的,其吸收也受限。

2.药剂学因素　药物的剂型对药物的吸收有很大影响。固体制剂的崩解和溶出速度直接影响药物的吸收而影响血药浓度。剂型不同,给药部位和吸收途径会有很大差异,直接影响药物的生物利用度。缓释剂和控释剂可调控药物吸收的程度和速度。缓释剂利用无药理活性的基质或包衣阻止药物迅速溶出以达到非恒速缓慢释放的效果,而控释剂可以控制药物按零级动力学恒速或近恒速释放,以保持恒速吸收。各种剂型中的药物吸收和生物利用度取决于剂型释放药物的速度与数量。一般认为,口服剂型生物利用度高低的顺序依次为:溶液剂>混悬剂>颗粒剂>胶囊剂>片剂>包衣片。因此,了解剂型因素对血药浓度的影响对 TDM 具有重要的临床意义。

3.药物活性代谢产物　许多药物在体内可形成具有药理活性的代谢产物,且有些原形药物主要通过其活性代谢产物来发挥药理作用。在活性代谢产物浓度较高、活性较强,或心、肝、肾衰竭时,对原形药物监测的同时还应重视活性代谢产物的监测,因为有时可能出现明显的毒性反应甚至不可预测的药物效果。例如,抗心律失常药阿普林定、奎尼丁的活性代谢产物可达到与原形药相同的药效甚至超过原形药;有些药物如胺碘酮、维拉帕米、普鲁卡因胺、利多卡因、恩卡尼的活性代谢产物血药浓度可与原形药浓度相同,甚至达到更高的水平。普鲁卡因胺的活性代谢产物乙酰卡尼半衰期较长,且主要通过肾代谢。普鲁卡因胺给药 2d 以上,此时即使普鲁卡因胺血浆浓度低于治疗浓度,仍能产生明显的抗心律失常作用。这说明乙酰卡尼的抗心律失常作用不可忽视。因此,上述情况下仅测原形药的血药浓度不能反映药物效应的真实情况,还应同时测定其活性代谢产物的血药浓度。

一般认为,对活性代谢产物的 TDM 应考虑以下 3 个方面:①活性代谢产物药理活性与原形药的关系,是相加、协同还是拮抗作用,两者的作用强度比值如何。②活性代谢产物与原形药的药代动力学是否有差异。③肝、肾等疾病时活性代谢产物是否有蓄积,蓄积程度如何。

4.手性药物对映体　同一手性药物的不同对映体之间不仅具有不同的药理活性,而且具有不同的药动学特性。绝大多数合成的手性药物在临床以消旋体形式给药,即从立体化学角度看,实际上给予的不是单一物质,而是左旋体与右旋体各半的混合物。如果对各个对映体不分别加以监测,则有可能对测定数据的解释产生偏差而影响临床药物治疗。如妥卡尼的两个对映体的肾清除率明显不同,R 型对映体为 S 型对映体的 1.54 倍。又如,环己巴比妥的 S 型对映体有药理活性,但其清除率仅为非活性对映体 R 型环己巴比妥的 1/3,故 S 型具有较高的血浆浓度和较长半衰期。如给予临床常用的消旋体 R,S—环己巴比妥后,测定消旋体浓度不能反映药物活性部分的血药浓度与效应之间的相关性。维拉帕米静脉给药,其左旋体的总体清除率为右旋体的 2 倍,口服给药时左旋体的首关代谢明显高于消旋体,左旋体的口服清除率比右旋体大 4~5 倍。现已发现,即使增加口服量,使其产生的消旋维拉帕米浓度与静脉注射相同,口服给药的抗心律失常作用亦较静脉注射时低 2~3 倍,这是由于口服给药时有活性的左旋体的生物利用度较无活性的右旋体低的缘故。这种药物效应对给药途径的依赖性亦见于其他一些手性药物。

(二)机体因素

1.生理因素

(1)年龄:新生儿由于机体器官功能尚未发育健全,特别是肝、肾功能未发育完善,使药物的体内过程与成人有很大的差异。如新生儿的血浆蛋白结合率低,苯妥英钠在新生儿血浆的游离药物浓度可达成人的 2 倍,极易导致中毒;又如老年人的肾排泄功能下降,用氨基糖苷类抗生素庆大霉素时,由于肾清除率低下,容易导致血药浓度升高而发生中毒。

(2)性别:某些 CYP 酶活性在不同性别可表现出明显差异。如临床上口服美托洛尔时,女性血药浓度明显高于男性。这是由于美托洛尔经 CYP2D6 代谢,女性 CYP2D6 活性较低所致。而临床上口服甲泼尼龙时,女性血药浓度则较男性明显降低。这是因为甲泼尼龙主要经 CYP3A4 代谢,而女性 CYP3A4 活性明显较男性强所致。

2.病理因素　疾病状态可以使药物的吸收、分布、代谢和排泄发生明显改变而影响血药浓度。在诸多的疾病中,肝、肾功能障碍以及充血性心力衰竭等疾病对药代动力学的影响较大。如非洛地平、戈洛帕米、尼卡地平、硝苯地平、尼莫地平、尼索地平及尼群地平等药物的肝清除率在肝硬化病人明显降低,血药浓度升高。肝硬化时肝血流量下降,利多卡因的肝清除率明显降低,血药浓度明显升高,AUC 及 C_{max} 明显增加,半衰期显著延长,加大了药物中毒的危险性。又如,主要经肾排泄的庆大霉素在肾功能降低 1/6 时其血药浓度可增加 3 倍,消除半衰期可延长近 6 倍,此时极易产生药物毒性反应。因此,在某些疾病状态下采取血药浓度监测对临床安全合理用药、减少不良反应有着十分重要的临床意义。

3.遗传因素　不同种族或同种族不同个体之间的 CYP 酶活性由于先天性差异,会导致个体代谢药物的能力不同,血药浓度差异明显。如奥美拉唑经 CYP2C19 代谢,消化性溃疡病人口服奥美拉唑后,CYP2C19 弱代谢者的血药浓度是强代谢者的数倍。白种人用地西泮的剂量为中国人 2 倍的原因是由于白种人代谢地西泮的能力高于中国人,因此服用同剂量的地西泮时,中国人的血药浓度高于白种人。

4.时辰因素　由于生物节律的影响,药物在一天的不同时辰给予,其血药浓度以及药物在体内的存留时间可有明显差异。口服茶碱时,09：00 给药比 21：00 给药的血药浓度高。因为 09：00 给药时,胃液 pH 高,酸度低,弱碱性的茶碱解离度低,多以电中性分子的形式存在,故吸收多,血药浓度高。而 21：00 给药时,胃液 pH 低,酸度高,茶碱解离度高,多以荷电离子的形式存在,故吸收少,血药浓度低。

5.生活习惯

(1)吸烟:吸烟对 CYP 酶有诱导作用,吸烟者服用地西泮或茶碱时,由于 CYP450 酶被吸烟所诱导,可使血药浓度降低。

(2)饮酒:长期少量饮酒可诱导 CYP 酶,提高肝药物代谢能力,因此饮酒时服用某些药物时,可使血药浓度降低。但暴饮导致的酒精中毒,可损害肝,使肝代谢药物的能力降低。

(3)食物:某些食物对某些药物代谢有明显的影响。如高蛋白饮食能显著缩短茶碱在哮喘儿童体内的半衰期,而高糖类饮食则显著延长茶碱的半衰期,使 AUC 增大。一般来说,高蛋白糖类饮食可加快药物代谢。伊曲康唑和酮康唑在酸性条件下易吸收,但用酸性的可口可乐服药后可使伊曲康唑和酮康唑的生物利用度显著增高。葡萄柚汁可明显抑制 CYP3A4,故以葡萄柚汁服用 CYP3A4 底物药物时,可引起后者血药浓度、AUC 显著增加。饮用葡萄柚汁能使抗焦虑药丁螺环酮的峰浓度增加 43 倍,AUC 增加 9.2 倍;使辛伐他汀峰浓度增加 12 倍,曲线下面积增加 13.5 倍。更有甚者,有报道,过敏性鼻炎患者服用特非那定时饮用葡萄柚汁,可导致特非那定中毒死亡。

第二节　治疗药物监测的指征

在药物治疗中 TDM 固然重要,但并非所有病人都需要进行 TDM,也并不是对任何药物都必须开展 TDM。实施 TDM 的药物必须符合以下基础条件:①血药浓度变化可以反映出药物在作用部位的浓度变化。②药效与药物浓度的相关性超过与剂量的相关性。③药理效应不能用临床间接指标评价。④有效血药浓度范围已知。为了安全、有效、合理用药,在下列具体情况下应该进行 TDM。

一、治疗指数低、毒性大、安全范围较窄的药物

治疗指数(TI)是衡量药物安全性的指标,常用半数致死量(LD_{50})和半数有效量(ED_{50})的比值来表示。治疗指数低的药物就是血药浓度安全范围窄,治疗量与中毒量十分接近的药物,容易发生不良反应和中毒,因此应该常规进行 TDM。如地高辛、锂盐、茶碱、奎尼丁、甲氨蝶呤、环孢素等。地高辛的有效血药浓度为 0.5～2.0ng/mL,但是超过 2.0ng/mL 则可出现中毒症状。即使按常规给药,地高辛的中毒发生率高达 35%,因此在使用地高辛进行治疗时,建议进行 TDM。

二、体内消除按非线性药动学进行的药物

这类药物消除过程符合主动转运的特点,即转运速度与剂量或浓度无关,按恒量转运,即等量转运,单位时间内转运的百分比是可变的;半衰期不恒定,剂量加大,半衰期可超比例延长;曲线下面积与剂量不成正比,剂量增加,曲线下面积可超比例增加。任何耗能的逆浓度梯度转运的药物,因剂量过大均可超负荷而出现饱和限速,按非线性动力学过程消除。如乙醇、苯妥英钠、阿司匹林、双香豆素和丙磺舒等,可出现非线性动力学过程。这些具有非线性动力学特点的药物,在临床上剂量增加时,有时可使血药浓度突然升高而引起药物中毒,因此对于这类药物,临床上增加剂量给药时一定要加倍注意,应该在 TDM 下调整给药剂量。

三、患有肝、肾、心脏等疾病

肝功能损害可导致肝脏代谢药物能力下降,如肝 CYP 含量在脂肪肝、酒精性肝炎和肝硬化时仅为正常肝的 63％、36％和 47％。肝功能损害还可使血浆蛋白合成减少导致游离型药物浓度增加,如肝疾患时由于肝的功能下降,血浆中游离脂肪酸、胆红素以及尿素等内源性抑制物可蓄积。这些内源性抑制物能与药物竞争血浆蛋白的结合部位,从而也降低了药物与血浆蛋白的结合。由于肝疾患时多数药物血浆中游离型增多,容易导致药物过量和中毒。此外,肝硬化时导致肝血流量减少,使某些药物的肝内在清除率明显下降,如肝硬化时肝血流量减少,利多卡因的肝清除率明显降低;肾功能不全可导致肾排泄药物能力下降,特别是老年肾功能不全病人用主要由肾排泄的药物时,如肾功能损害者单次口服双氢可待因的曲线下面积比正常人的曲线下面积高 70％;心力衰竭病人的心排血量减少而导致肝肾血流量下降,使药物的消除减慢;上述原因均可严重影响药物的体内过程,导致药物在体内蓄积而发生中毒,因此应该进行 TDM,及时调整给药方案。

四、治疗作用与毒性反应难以区分时

某些药物的治疗作用与毒性反应难以区分,此时进行 TDM 可以进行区别。如地高辛可治疗室上性心律失常,但也可由于其中毒反应而导致室上性心律失常,此时进行 TDM 可了解用药后的室上性心律失常是由于用药剂量不足还是给药过量所致。又如苯妥英钠中毒引起的抽搐与癫痫发作的抽搐不易区别,此时应进行 TDM。

五、联合用药

联合用药时,有些药物可导致药物相互作用而影响其他药物的吸收、分布、代谢和排泄,因此需要通过 TDM 对给药剂量进行调整。如同为转运体 MDR1 底物的奎尼丁和依托泊苷合用时,由于奎尼丁抑制了小肠黏膜分泌转运体 MDR1,使依托泊苷不能经 MDR1 向肠腔分泌,导致其血药浓度升高,容易产生药物中毒。此时应根据 TDM 的结果调整依托泊苷的剂量。

六、需要长期用药的病人

精神病、癫痫等病人需几年甚至几十年服用抗精神病药、抗癫痫药。在用药期间,病人的饮食习惯、生活习惯以及环境因素的改变,甚至年龄、体重、体脂肪量的

变化都可能改变药物的体内过程。此外,由于长期用药,药物来源变更等可变因素也可能改变血药浓度,因此对这些病人应该进行定期 TDM。

七、血药浓度个体差异大,具有遗传差异的药物

同一剂量的某些药物可能出现较大的血药浓度差异,如三环类抗抑郁药、抗凝血药华法林等,需根据 TDM 结果调整给药方案。一项给予华法林维持治疗的研究表明,受试病人平均每年需采 13.7 次血样进行 TDM,每人需要进行 4.3 次剂量调整,这说明 TDM 对临床药物治疗具有重要的指导意义。此外,用药后产生血药浓度个体差异是由于遗传导致药物代谢速率明显不同时,也应该进行 TDM,如遗传因素导致普鲁卡因胺的乙酰化代谢差异时要进行 TDM。

八、其他

除了以上指征外,出现以下情况时也应进行 TDM:①当常规治疗剂量无效或常规剂量下出现毒性反应。②对一些已知易于中毒但不得不用的药物以及对儿童及老年病人。③对依从性差的病人,为确定治疗效果不佳是由于病人不按医嘱服药时,TDM 为其指征。④当法律上需要提供药物治疗依据或出现医疗纠纷的情况时,出示 TDM 的结果非常重要。

应该指出,TDM 也有其局限性,对于下列情况一般不考虑进行 TDM:①药物本身安全范围大,不易产生严重不良反应。②有效血药浓度还不明确的药物。③药理作用持续时间远比药物在血中停留时间长的药物。④与作用部位的结合不可逆、血药浓度不能反映治疗效果的药物。⑤血药浓度不能预测药理作用强度或血药浓度与治疗作用无关的药物等。

另外,开展 TDM 需要一定的人力和物力支持,如需要灵敏、先进的检测仪器和有一定经验和水平的工作人员,这些限制了 TDM 在一些中小型医院的开展。

第三节 治疗药物监测的临床意义

TDM 的临床应用范围很广,不仅涉及指导临床安全合理用药、个体化给药方案的制订、药物过量中毒的诊断、根据 TDM 的结果确定合理的给药间隔、进行药物遗传学监测等方面,还可以根据 TDM 来判断病人的用药依从性。此外,还可将 TDM 的结果作为法律、医疗差错、医疗纠纷的鉴定依据。

一、指导临床合理用药

开展 TDM,根据血药浓度及病人药代动力学参数变化调整给药方案,对指导临床合理用药、提高临床治疗水平、减少或避免药物毒性反应具有重要的临床意义。如在 20 世纪 60 年代以前,对抗心律失常药物普鲁卡因胺采用固定剂量给药,即每天 2～3g,分 3～4 次给药,此种给药方案经常导致不良反应或中毒。70 年代开展 TDM 以来,改变了传统经验模式,即不再开固定剂量处方,而是根据 TDM 调整给药方案,使普鲁卡因胺在预防和治疗严重室性心律失常方面变得更加安全和有效。又如按常规剂量、经验给予氨茶碱的血药浓度大多高于或低于治疗水平,只有 12％处于治疗浓度范围,通过 TDM 调整给药剂量后,可使 95％病人的血药浓度在治疗浓度范围,提高了疗效和安全性。有人报道,通过 TDM 及给药个体化,可使老年心力衰竭病人的地高辛中毒率由 44％下降到 5％以下。

二、给药个体化

药物剂量和所产生的药理作用存在很大的个体差异,并非所有的病人在根据教科书或药品说明书中规定的剂量用药后都能产生相同的疗效,因此,理想的给药方案是实现给药个体化。给药个体化的目的就是有的放矢地调整个体病人给药方案,从而达到理想的治疗效果,避免药物毒性反应。因此,必须掌握药物的有效血药浓度范围和病人的个体化资料,通过测定体液中的药物浓度,计算出各种药动学参数,然后根据病人的具体情况设计出针对个人的给药方案。

三、药物过量中毒的诊断

TDM 可为药物过量中毒的诊断和治疗提供客观的监测依据,这对于只靠临床观察不易及时确诊的病例显得尤为重要。如早期使用对乙酰半胱氨酸可保护肝,但其氧化代谢产物有肝毒性,可导致急性重型肝炎甚至死亡。服用中毒剂量的对乙酰氨基酚的初期中毒症状并不明显,通常在用药 3d 后才出现,而此时进行治疗已延误时机。因此,为了及时诊断和治疗,在服用对乙酰氨基酚的早期应该进行 TDM。相似的例子可见导致神经和肾损害的锂中毒。锂中毒的早期症状也不明显,易被临床忽略,因此在应用锂治疗的初期,建议进行 TDM。

四、确定合理的给药间隔

根据药动学理论设计合理的给药间隔时间,是 TDM 的一项重要工作。常规的每日 3 次给予氨茶碱的给药间隔,往往因考虑上下班或交接班的方便而被护士将给药时间定在 8∶00、11∶30 和 17∶00 前,此时血药浓度常低于治疗浓度,不能很好地控制哮喘。而每隔 8h 的给药间隔则可使血药浓度维持在治疗浓度范围,较好地控制哮喘。

五、药物遗传学监测

从遗传学角度讲,个体的药物代谢酶、转运体、靶蛋白或受体蛋白的遗传多态性是导致药物疗效和不良反应差异的真正原因。鉴于此,在临床药物治疗中,除了对生物样品进行 TDM 以外,在有条件的医院,还应该提倡和强调进行药物遗传学监测。所谓药物遗传学监测,是指通过药物代谢酶表型分型或基因分型来筛选个体的遗传多态性。基本方法是运用药物探针测定药物的代谢产物,从生化水平上衡量个体药物遗传学的差异,将药物在个体的代谢过程分为慢代谢型、中间代谢型、快代谢型和极快代谢型。

与传统的 TDM 相比,药物遗传学监测在给予病人药物之前就可预测到个体对该药的反应,其优点如下:①取样多样化,对病人的创伤较小。如可利用唾液、发根或颊拭子等生物样品。②可随时取样,不需要等待稳态条件。③举一反三,即测定一个药物可预测多个遗传特性与其相关的药物。④可解释药物产生个体差异的分子机制。⑤对个体的监测结果可以用于此个体一生。

药物遗传监测的结果可以改变"千人一药,千人一量"的传统给药方法而达到"对异下药,量体裁衣",即对有药物遗传特性的个体病人采用特异的治疗药物,避免了在药物治疗中给个体病人毫无疗效的药物,同时不仅避免了药物的浪费,还提高了病人对药物治疗的依从性。但药物遗传学监测不能取代传统的 TDM。只有将两者有机地结合起来才能使临床药物治疗真正达到合理、有效、经济的目标,并能使鉴别和处理个体病人变得容易。例如,临床观察到某个体与群体有药效学差异,在需要调整治疗药物给药方案时,传统的 TDM 是证明个体获得有效治疗浓度范围的唯一方法,而药物遗传学监测可以解释该药物对该病人无效的原因。

随着全国医疗保健进入个体化治疗时代,除了采用传统的 TDM 检测病人血药浓度是否在治疗窗外,临床还应前瞻性地用病人的特异性遗传信息来监测药物治疗,即不仅对特殊个体采用最佳治疗药物,而且在治疗全过程均确保有效、安全的剂量。

目前,药物遗传学监测技术也有了较大的发展和进步,高通量基因芯片检测技术以及人源化基因操作动物模型的飞速发展,推动了 TDM 以及药物遗传学监测的研究。2004 年 12 月,美国 FDA 批准了第一个采用基因芯片技术对 CYP2D6 的基因变异进行筛查和基因分型的实验室遗传学检测方法。通过该检测,可以评估病人对受体阻断剂、抗抑郁药、抗精神病药和抗肿瘤化疗药物等的代谢能力,这些药物均与 CYP2D6 相关,从而更确切地掌握个体病人临床用药量。

六、判断病人的用药依从性

依从性决定了病人是否按医嘱用药。病人不按医嘱用药是治疗失败的原因之一。有人统计,大约有 60％的病人不严格按医嘱用药。TDM 是判断病人是否按医嘱用药的重要手段。通过 TDM 的结果,可有理有据地劝说病人按医嘱用药,从而提高治疗效果。

七、法律、医疗差错、医疗纠纷的鉴定依据

与用药有关的法律、医疗差错、医疗纠纷中,进行 TDM 可提供有价值的鉴定依据。据统计,TDM 工作开展较好的医疗机构中,由用药导致的医疗纠纷也减少。

第五章　抗中枢神经退行性疾病药

第一节　抗帕金森病药

帕金森病(PD)又称震颤麻痹,是锥体外系功能紊乱引起的一种慢性进行性中枢神经系统退行性疾病,好发于中老年人。临床上患者以运动减少、肌强直、静止性震颤和体位不稳为主要表现,严重者伴有记忆障碍和痴呆等症状。目前公认发生帕金森病的决定因素是黑质神经元缺乏多巴胺(DA)。生理状态下 DA 与 ACh 处于动态平衡状态,共同参与调节机体的运动功能。帕金森病患者由于黑质病变、DA 合成减少,使纹状体内 DA 含量降低,造成黑质—纹状体通路多巴胺能神经功能减弱,而胆碱能神经功能相对占优势,使锥体外系功能失调,出现肌张力增高等帕金森病的症状。

针对震颤麻痹 ACh 和 DA 失平衡这一公认的发病机制,在治疗策略上,应设法调整和恢复这一对递质间的平衡。主要方法有以下两种:一是补充 DA 或兴奋(激活)DA 受体;二是抑制或阻断 ACh 受体。根据以上策略,临床上将抗帕金森病药分为拟多巴胺类药和中枢抗胆碱药两大类。

一、拟多巴胺类药

(一)增加 DA 前体物质

为纠正帕金森患者的 DA 与 ACh 失衡问题,补充 DA 是一个行之有效的策略,但是口服的左旋多巴在外周会发生脱羧反应,产生多巴胺,使得进入中枢神经系统的药物浓度很低,而且还会引发不良反应。因此口服拟多巴胺药物通常由芳香族氨基酸脱羧酶抑制剂和左旋多巴合并组成的复方制剂所构成。

复方左旋多巴

复方左旋多巴又名美多巴、多巴丝肼,由左旋多巴和苄丝肼按 4∶1 的比例组成。

【体内过程】

本药口服后,苄丝肼在消化道迅速吸收,0.5～1h血药浓度达峰值。多巴丝肼缓释制剂的相对生物利用度约为常规制剂的60%～70%。口服多巴丝肼1个月后即可达到最大治疗效应。左旋多巴经甲基化、转氨基、氧化及脱羧作用代谢,主要代谢产物为多巴胺(有活性)。苄丝肼主要在肠道进行代谢,通常在到达动脉血之前就已完全降解。

【药理作用】

左旋多巴可透过血脑屏障,而苄丝肼不能透过血脑屏障,故而苄丝肼能选择性抑制脑外组织(如胃肠壁、肝脏、肾)及血脑屏障对左旋多巴的脱羧作用,使左旋多巴在纹状体及下丘脑形成多巴胺。由苄丝肼和左旋多巴组成的复方制剂,既可减少左旋多巴的用量,又可降低外周不良反应的发生率。

【临床应用】

本药适用于帕金森病及脑炎后、动脉硬化性或中毒性帕金森综合征。

【不良反应】

1.较常见的不良反应有恶心,呕吐,直立性低血压,头、面部、舌、上肢和身体上部的异常不随意运动,精神抑郁,排尿困难。

2.较少见的不良反应有高血压、心律失常、溶血性贫血、胃痛、易疲劳或无力。

3.常年使用本药,最后几乎都会发生运动不能或"开关"现象。该不良反应可能与血浆中左旋多巴浓度不稳定有关。情绪紧张可促进患者发生反常运动,不能或"起步困难"。

卡比多巴—左旋多巴

卡比多巴—左旋多巴又名复方卡比多巴、息宁,由左旋多巴和卡比多巴按4∶1或10∶1比例组成。

卡比多巴为外周左旋芳香氨基酸脱羧酶抑制剂,不能通过血脑屏障而进入脑,本药与左旋多巴合用的优点如下:①减少左旋多巴剂量。②明显减轻或防止左旋多巴对心脏的毒性作用。③在治疗开始时能更快达到左旋多巴的有效治疗浓度。

(二)单胺氧化酶-B(MAO-B)抑制剂

MAO-B的抑制可以减少脑中多巴胺的分解代谢,临床上常用的MAO-B抑制剂主要为司来吉兰和雷沙吉兰。

司来吉兰

【体内过程】

司来吉兰口服吸收迅速。食物可促进其吸收,提高生物利用度。口服0.5～2h

后,血药浓度达峰值。在体内分布广泛,血浆蛋白结合率为 94%;本药及其代谢产物均可透过血脑屏障。主要经肝脏代谢,有广泛的首过效应。代谢产物 70%～85%主要随尿液排出。

【药理作用】

本药是一种不可逆的单胺氧化酶-B 抑制剂,通过抑制 MAO-B 而阻止多巴胺的降解,增加多巴胺含量,补充神经元合成多巴胺能力的不足。此外,本药还能通过下列机制增强多巴胺能神经的功能。

1.抑制突触前膜多巴胺的再摄取。

2.其代谢产物可干扰神经元对多种神经递质(去甲肾上腺素、多巴胺、5-羟色胺)的摄取,使神经递质增加,加强多巴胺能神经的功能。

3.抗氧化剂作用,可减少长期使用左旋多巴后 MAO-B 对脑内 DA 的氧化产生的自由基,因而早期应用可以对细胞起到保护作用,延迟 PD 的发展,延迟患者必须使用左旋多巴的时间。

【临床应用】

1.原发性帕金森病、帕金森综合征。

2.痴呆(包括阿尔茨海默病、血管性痴呆)。

3.抑郁症。

4.严重的胆道感染。

【不良反应】

1.有引起口干、短暂性血清氨基转移酶升高及睡眠障碍(如失眠)的报道。

2.少见疲乏、头昏、腹痛、胃痛、出汗增加、直立性低血压、心律失常、记忆障碍(多见于每日量超过 10mg 者)、肌肉痉挛或指趾麻木、口周或喉头烧灼感、皮肤及眼对日光过敏。

3.可见龋齿、牙周病、口腔念珠菌病(因本药可抑制或减少唾液分泌)。

4.与左旋多巴合用,可增加左旋多巴的不良反应,如出现恶心、头痛、眩晕、激越、幻觉、精神错乱、不能随意运动等,也曾有排尿困难及皮疹的报道。

雷沙吉兰

雷沙吉兰是一种新型的不可逆和选择性 MAO-B 抑制剂,不会产生苯丙胺类代谢产物,因此失眠、恶心和幻觉等不良反应的发生率较司来吉兰更低。其效价是司来吉兰的 5～10 倍,具有促进多巴胺释放的作用,还能发挥抗氧化和抗神经细胞凋亡作用。单独使用作为帕金森病早期治疗的一线用药,或与左旋多巴联用治疗中重度帕金森病。

（三）儿茶酚-O-甲基转移酶（COMT）抑制药

左旋多巴在外周的代谢酶主要是 COMT，COMT 抑制剂可以明显增加左旋多巴进入脑内的量，进而增加疗效。

恩他卡朋

【体内过程】

恩他卡朋口服后吸收迅速，吸收不受食物的影响。口服后 1h 血药浓度达峰值，总蛋白结合率为 98%。药物在肝脏代谢，代谢产物有 Z-异构体、恩他卡朋葡萄糖苷酸、Z-异构体的葡萄糖苷酸，均无活性，主要经胆汁分泌排泄。

【药理作用】

恩他卡朋是 COMT 的选择性、可逆性抑制药。与左旋多巴/卡比多巴合用，可减少 3-O-甲基多巴的血浆浓度，增加左旋多巴进入脑组织的药量，延长左旋多巴的消除半衰期，但不影响血药峰浓度的时间。本药与左旋多巴和外周脱羧酶抑制剂联用，可减少左旋多巴的用量。

【临床应用】

可作为标准药物左旋多巴/苄丝肼或左旋多巴/卡比多巴的辅助用药，治疗以上药物不能控制的帕金森病及剂末现象（症状波动）。

【不良反应】

1. 心血管系统　可见直立性低血压。
2. 精神神经系统　可出现运动障碍（27%）、运动功能亢进、头晕、头痛、疲乏、幻觉、震颤、意识模糊、梦魇、失眠及帕金森病症状加重。
3. 肌肉骨骼系统　引起肌张力障碍、腿部痉挛。
4. 泌尿生殖系统　可见尿色异常。
5. 胃肠道　可引起恶心（11%）、腹泻（8%）、腹痛（7%）、口干（4.2%）、便秘及呕吐。

（四）多巴胺受体激动药

对 PD 的严重病例，左旋多巴或其复方制剂可能会毫无疗效，这可能是由于纹状体缺乏多巴脱羧酶，不能把左旋多巴转化为 DA。DA 受体激动药可直接兴奋锥体外系的 DA 受体，因而可用于治疗 PD。目前临床上常用的药品为普拉克索和吡贝地尔。

普拉克索

【体内过程】

普拉克索口服后 2h 起效，2～4 周出现峰反应。本药很少经体内代谢，90% 以原药形式经肾脏排泄。

【药理作用】

本药是一种非麦角类 DA 激动药。体外研究显示,本药对 D_2 受体的特异性较高并具有完全的内在活性,对 D_3 受体的亲和力高于 D_2 和 D_4 受体。对晚期帕金森病,本药与左旋多巴联用,可使患者对后者的需要量减少 $27\% \sim 30\%$。

【临床应用】

单独或与左旋多巴合用于治疗帕金森病,可减少静息时的震颤。

【不良反应】

1.心血管系统　可出现低血压,但不常见。

2.代谢/内分泌系统　常见外周水肿,可能出现性欲异常(增加或降低)。

3.神经系统　常见头晕、失眠、眩晕、运动障碍(多发生于与左旋多巴合用初期)、嗜睡(日剂量高于1.5mg发生率增加),少见突然睡眠发作。

4.精神　常见幻觉及精神错乱。

5.胃肠道　常见恶心、便秘。

吡贝地尔

吡贝地尔是一种非麦角类多巴胺受体激动药,主要激动 D_2 和 D_3 受体。本药单用或与左旋多巴合用可改善帕金森病的症状,特别是对震颤的改善较为明显;对老年患者的认知障碍和感觉神经功能障碍,如注意力和(或)记忆力下降、眩晕等也有明显效果。其不良反应主要为恶心、呕吐,可在剂量个体化调整后消失。极少数患者日间出现过度的昏睡和突然进入睡眠状态。本药口服吸收好,1h 血药浓度即可达峰值,作用维持时间较长。

(五)促进 DA 的合成与释放

金刚烷胺

【体内过程】

金刚烷胺口服后起效快。本药可分布于唾液、鼻腔分泌液中。本药在体内代谢量极少,主要由肾脏排泄。

【药理作用】

本药可促进纹状体内多巴胺的合成及释放,减少神经细胞对多巴胺的再摄取,并能加强中枢神经系统的多巴胺与儿茶酚胺的作用,与增加神经元的多巴胺含量有关,对 DA 受体也有直接兴奋作用,而且对 PD 的肌肉强直、震颤和运动障碍的缓解作用强。但其作用难以持久,停用一段时间后再用则可恢复,与左旋多巴合用有协同作用。

【临床应用】

1.用于原发性帕金森病,脑炎、一氧化碳中毒、老年人合并脑动脉硬化所致的帕金森综合征及药物诱发的椎体外系反应。

2.也可用于预防或治疗亚洲 A-Ⅱ型流感病毒引起的呼吸道感染。与灭活的甲型流感病毒疫苗合用时可促使机体产生预防性抗体。

【不良反应】

1.心血管系统 可见心律失常、高血压等。

2.精神神经系统 可见头晕、眩晕、晕厥、注意力不集中、疲劳、乏力、易激动、焦虑、失眠;睡眠障碍或噩梦、嗜睡、言语不清、精神不安、神经质。少数患者可出现定向力消失,甚至自杀倾向。偶见抑郁、焦虑、幻觉、精神紊乱、共济失调、头痛。罕见惊厥。极少见不能控制的眼球运动等,严重者可致脑动脉硬化。

3.胃肠道 可见恶心、呕吐、畏食、食欲减退、口鼻喉干燥、便秘、腹痛、腹泻。

4.血液 少见白细胞及中性粒细胞减少(导致咽喉炎及发热)。

5.皮肤 可见皮肤出现紫红色网状斑点或网状青斑、皮疹。

二、中枢抗胆碱药

中枢抗胆碱药曾经是治疗帕金森病最有效的药物,自从左旋多巴问世,中枢抗胆碱药已经退居次要位置。胆碱受体阻断药主要用于轻症患者、由于不良反应或禁忌证不能耐受左旋多巴及左旋多巴治疗无效的患者;对抗精神病药引起的帕金森综合征也有效。其作用机制是通过阻断中枢胆碱受体,减弱纹状体中乙酰胆碱的作用,恢复纹状体中多巴胺能与乙酰胆碱能神经的平衡,从另一角度帮助 PD 患者恢复 DA 和 ACh 这一对神经递质间的平衡,改善帕金森病的症状。

苯海索

【体内过程】

苯海索口服后经胃肠道吸收快而完全,能透过血脑屏障进入中枢神经系统。

【药理作用】

本药可部分阻断神经中枢(纹状体)的胆碱受体,抑制乙酰胆碱的兴奋作用,同时抑制突触间隙中多巴胺的再摄取,使基底核的胆碱与多巴胺的功能获得平衡。用药后可减轻流涎症状,缓解帕金森病症状及药物诱发的锥体外系症状,但迟发性运动障碍不会减轻,反而加重。其抗帕金森病的总疗效不如左旋多巴、金刚烷胺。

【临床应用】

1.用于治疗帕金森病、脑炎后或动脉硬化引起的帕金森综合征。主要用于轻症及不能耐受左旋多巴的患者。

2.也可用于药物引起的锥体外系反应。

3.还可用于肝豆状核变性、痉挛性斜颈和面肌痉挛。

【不良反应】

1.常见的不良反应有抗胆碱反应(表现为口干、便秘、排尿困难或疼痛、腹胀、少汗、瞳孔散大、视物模糊等)。尚可见精神障碍和兴奋。

2.轻微的不良反应有头晕、嗜睡、口咽和鼻腔干燥、头痛、畏光、肌肉痉挛、恶心、呕吐、失眠、不安、神经紧张或虚弱,这些不良反应可随着机体对药物的适应而消失。

3.严重的不良反应有意识紊乱、抑郁、精神错乱、幻觉、不自主的肌肉运动、指趾麻木刺痛、心悸或异常兴奋。

4.由于本药有致欣快和幻觉的作用,国外有引起心理和生理依赖的报道,可能导致滥用。

5.长期使用本药者,停药后可出现戒断症状,包括焦虑、心动过速、直立性低血压、因睡眠质量差而导致的颓废,还可防止椎体外系综合征及一过性精神症状恶化。

第二节　治疗阿尔茨海默病药

阿尔茨海默病(AD)是一种以进行性认知功能障碍和记忆损害为特征的神经退行性疾病。其临床表现为患者在意识清醒的状态下出现的全面持久的智能减退,包括记忆力、计算力、抽象思维能力和语言功能的减退及情感和行为异常。AD病因十分复杂,其中胆碱能神经元退行性病变是目前公认的造成 AD 认知障碍的重要因素之一。

一、胆碱酯酶抑制剂

多奈哌齐

【体内过程】

多奈哌齐口服吸收好,给药后 3～4h 达血药峰浓度,相对生物利用度为100%,血浆蛋白结合率为 95%。本药主要以代谢产物和原形排泄,部分代谢产物仍具有胆碱酯酶抑制活性。

【药理作用】

本药为第二代胆碱酯酶抑制剂,为临床常用药物,是一种脑内选择性、可逆性的乙酰胆碱酯酶(AChE)抑制药,能使乙酰胆碱水解减少,增加受体部位乙酰胆碱的含量。其他机制可能包括对肽的作用、对神经递质受体或 Ca^{2+} 通道的直接作用。

【临床应用】

用于轻中度及重度阿尔茨海默病的治疗。

【不良反应】

1.常见恶心、呕吐、腹泻、乏力、倦怠、肌肉痉挛、食欲缺乏、失眠等,常为一过性、轻度反应,继续用药可缓解。还可出现瘙痒.焦虑、尿失禁、普通感冒、意外伤害。有胃及十二指肠溃疡、出血的报道。

2.较少见头晕、头痛、精神紊乱(幻觉、易激动、攻击行为)、抑郁、多梦、嗜睡、体重减轻、视力减退、胸痛、关节痛、胃痛、胃肠功能紊乱、皮疹、尿频或无规律。

3.有报道极少见晕厥、心动过缓或心律不齐、窦房传导阻滞、房室传导阻滞、心脏杂音、癫痫或黑便。罕见椎体外系症状、肝功能异常、肝炎。

石杉碱甲

石杉碱甲(A)是我国学者从石杉科植物千层塔中提取的生物碱,具有很强的拟胆碱活性,是一种高选择性的胆碱酯酶可逆性抑制剂,1994 年在我国上市。本药易通过血脑屏障进入中枢,可以促进记忆再现和增强记忆保持的作用,显著改善记忆功能和认知功能,效果优于同类药物。适用于老年性记忆功能减退及老年性痴呆患者。口服吸收完全,稳定性好,安全指数大,不良反应小,无肝毒性,具有很好的药用前途。

二、N-甲基-D-天门冬氨酸(NMDA)受体拮抗药

美金刚

【体内过程】

美金刚口服后,经胃肠道吸收迅速完全。绝对生物利用度约为 100%。本药少部分经肝脏代谢。本药的消除半衰期为 60～100h。

【药理作用】

本药为一种电压依赖性、中等程度亲和力的非竞争性 NMDA 受体拮抗药,可以阻断谷氨酸浓度病理性升高导致的神经元损伤。在谷氨酸释放减少的情况下,本药能改善神经传递,并激活神经元。而在谷氨酸突触前释放增多的病理情况下,

本药能阻断 NMDA 受体,具有抗谷氨酸诱导的神经兴奋性毒性作用,防止神经元发生 Ca^{2+} 内流过度。

【临床应用】

1.用于治疗中至重度阿尔茨海默病。美金刚是第一个用于治疗晚期 AD 的 NMDA 受体非竞争性拮抗药。

2.用于震颤麻痹综合征。

3.也可用于多发性硬化症及痉挛状态。

【不良反应】

服后有轻微眩晕、不安、头重、口干等。饮酒可能加重不良反应。肝功能不良者、孕妇禁用。

第六章 抗高血压药

第一节 抗高血压药的分类

血压形成的基本因素为心排出量和外周血管阻力。前者受心脏功能、回心血量和血容量的影响,后者主要受小动脉紧张度的影响。抗高血压药物通过作用于脑、心、血管、肾等,通过神经、体液等途径,调整神经、体液紊乱,减少心排出量和(或)降低外周血管阻力而发挥作用。

根据抗高血压药物的作用部位或机制,可将其分为以下几类:

1.利尿药　如氢氯噻嗪等。

2.交感神经抑制药

(1)中枢性降压药:如甲基多巴、可乐定等。

(2)神经节阻断药:如樟磺咪芬等。

(3)去甲肾上腺素能神经末梢阻滞药:如利血平、胍乙啶等。

(4)肾上腺素受体阻断药:如普萘洛尔、美托洛尔等。

3.肾素—血管紧张素系统抑制药

(1)血管紧张素Ⅰ转化酶抑制药:如卡托普利、依那普利、雷米普利等。

(2)血管紧张素Ⅱ受体阻断药:如氯沙坦、替米沙坦、缬沙坦等。

(3)肾素抑制药:如雷米克林等。

4.钙通道阻滞药　如硝苯地平等。

5.血管扩张药

(1)直接舒张血管平滑肌药:如肼屈嗪、硝普钠等。

(2)钾通道开放药:如二氮嗪、米诺地尔等。

目前,我国临床常用的一线抗高血压药是利尿药、肾上腺素受体阻断药、钙通道阻滞药、血管紧张素Ⅰ转化酶抑制药和血管紧张素Ⅱ受体阻断药。中枢性降压药和血管扩张药已较少单独应用,但在联合用药和复方制剂中仍经常使用。

第二节　常用抗高血压药

一、利尿药

血液容量能显著影响心排出量与总外周阻力,在血压的长期调节中起重要作用。限制 Na^+ 摄入能预防高血压。因此,利尿药通过改变体内 Na^+ 平衡,是治疗高血压的措施之一。

各类利尿药单用即有降压作用,并可增强其他降压药的作用。利尿降压药包括高效、中效和低效利尿药,临床治疗高血压以噻嗪类利尿药为主。

(一)药理作用与作用机制

噻嗪类利尿药降压作用温和、持久,立位和卧位均有降压作用,长期用药无明显耐受性,大多数患者一般用药 2～4 周就可以达到最大疗效。大规模临床研究证明,高血压患者长期应用小剂量噻嗪类药物能较好地控制血压,降低脑卒中和心力衰竭的发生率和病死率,显著提高患者的生活质量。噻嗪类利尿药与扩血管药及某些交感神经抑制药合用,产生协同或相加作用,并可对抗这些药物所致的水、钠潴留。高效利尿药(如呋塞米)的排钠利尿作用显著,代偿性激活肾素—血管紧张素系统的作用也较强,因此该类药物虽能显著减少血容量和心排出量,但长期用药则降压作用并不明显。

噻嗪类利尿药降低动脉血压的确切机制尚不清楚。初期降压作用可能是通过排钠利尿,减少细胞外液和血容量,导致心排出量降低。长期应用噻嗪类利尿药,虽然血容量和心排出量可逐渐恢复至药前水平,但外周血管阻力和血压仍持续降低。试验证明,噻嗪类利尿药对血管平滑肌无直接作用,对肾切除的患者及动物也不产生降压作用。噻嗪类利尿药的长期降压作用可能因排钠而降低血管平滑肌内 Na^+ 的浓度,进而通过 Na^+-Ca^{2+} 交换机制,使胞内 Ca^{2+} 减少,从而降低血管平滑肌细胞表面受体对血管收缩物质的亲和力与反应性,增强对舒张血管物质的敏感性;降低动脉血管壁钠、水含量,从而减轻因细胞内液过度积聚所致的管腔狭窄,也可诱导血管壁产生扩血管物质,如激肽、前列腺素。

(二)临床应用

噻嗪类利尿药是治疗高血压的基础药物,安全、有效、价廉,可单用或与其他抗高血压药联合应用治疗各类高血压;单用适用于轻中度高血压。对于老年高血压患者,因肾单位减少、水容量增加、血浆肾素活性降低,故这类药物疗效更佳。研究发现,许多患者使用12.5mg的氢氯噻嗪或氯酞酮即有降压作用,超过25mg降压作用不一定增强,不良反应发生率反而增加。长期大剂量应用噻嗪类利尿药,常致电解质、糖、脂质代谢改变,并可增高血浆肾素活性。患者适度限钠或与留钾利尿药、β受体阻断药、血管紧张素Ⅰ转化酶抑制药、血管紧张素Ⅱ受体阻断药合用,可避免或减少不良反应。吲哒帕胺属非噻嗪类利尿药,具有轻度利尿和钙拮抗作用,降压作用温和、疗效确切,且有心脏保护作用;不良反应少,不引起血脂改变。对伴有高脂血症患者可用吲哒帕胺替代噻嗪类利尿药。

保钾利尿药作用温和,螺内酯适用于低血钾症、高尿酸血症或原发性醛固酮增多症;氨苯蝶啶与噻嗪类或襻利尿药合用,可增强疗效,并可对抗这些利尿药排钾、排镁作用。肾功能不良或少尿者禁用保钾利尿药。高效利尿药不作为轻中度高血压的一线药,而用于高血压危象及伴有慢性肾功能不良的高血压患者,因其增加血流量,并有较强的排钠利尿作用。

二、钙通道阻滞药

钙通道阻滞药是一类治疗高血压的重要药物。钙通道阻滞药能选择性阻断电压门控性 Ca^{2+} 通道,抑制细胞外 Ca^{2+} 内流,松弛血管平滑肌,降低外周血管阻力,使血压下降。二氢吡啶类(硝苯地平等)、苯烷胺类(维拉帕米等)和苯硫氮卓类(地尔硫卓)均有一定的降压作用。各类钙通道阻滞药对心脏和血管的选择性不同,苯烷胺类对心脏作用最强,二氢吡啶类对血管作用较强,苯硫氮卓类介于两者之间。

硝苯地平

【药理作用】

硝苯地平对各型高血压均有降压作用,降压作用快而强,但对正常血压者影响不明显。硝苯地平降压时,能反射性引起心率加快,心排出量增加,血浆肾素活性增高,但比直接扩血管药作用弱。加用β受体阻断药可避免这些作用,并能增强降压效应。硝苯地平对糖、脂质代谢无不良影响。

【临床应用】

用于轻、中、重度高血压,尤其适用低肾素性高血压,可单用,或与其他一线常用抗高血压药合用。普通制剂血药浓度波动大,且易引起交感神经反射性兴奋,已不常用;缓释与控释剂型使用方便,不良反应较少,适用于高血压的长期治疗。

尼群地平

尼群地平的药理作用与硝苯地平相似,但舒张血管作用较硝苯地平强,降压作用温和、维持时间较长,反射性心率加快等不良反应较少。适用于各型高血压。每日口服1~2次。不良反应与硝苯地平相似,肝功能不良者慎用或减量。合用可增加地高辛血药浓度。

拉西地平

拉西地平对血管的选择性高,降压作用起效缓慢,维持时间较长,不易引起反射性心率加快和心排出量增加,用于轻中度高血压。每日口服1次。不良反应有面红、头痛、心悸、水肿等。

氨氯地平

氨氯地平作用与硝苯地平相似,降压作用较硝苯地平温和,$t_{1/2}$长达40~50h,作用维持时间长,不易引起交感神经反射性兴奋。每日口服1次。不良反应同拉西地平。

从保护高血压靶器官免受损伤的角度,以长效类新药为佳,但价格较贵。短效类如硝苯地平和中效类如尼群地平因价格低廉最为常用。

三、β受体阻断药

β受体阻断药最初用于治疗心绞痛,临床应用中偶然发现该类药物能使心绞痛合并高血压患者的血压降低。随后的研究证实,普萘洛尔等β受体阻断药均能有效地降低血压,是心绞痛或心力衰竭高血压患者的常用药物。长期应用不会引起水钠潴留,也无明显的耐受性。用丁治疗高血压的β受体阻断药有普萘洛尔、纳多洛尔、美托洛尔、阿替洛尔等。不同的β受体阻断药在$β_1$受体选择性、内在拟交感活性及膜稳定性等方面有所不同。不具有内在拟交感活性的β受体阻断药可增加血浆甘油三酯浓度,降低HDL-胆固醇,而有内在拟交感活性的药物对血脂影响很小或无影响。

(一)药理作用与作用机制

该类药物起效较缓慢,连续用药数周后才出现显著疗效。长期应用β受体阻断药可降低心、脑血管并发症的发生率和病死率。

无内在拟交感活性的β受体阻断药,初用可致心排出量降低,引起外周阻力血管反射性增高,但持续用药使心排出量保持低水平,并降低总外周阻力,从而产生降压效应。有内在拟交感活性的药物对心率和心排出量影响较小,可使外周阻力降低,血压即时下降。

β受体阻断药的降压作用可能与下述机制有关:①阻断心脏$β_1$受体,降低心排出量。然而不少证据不支持此学说,如口服与静脉给予普萘洛尔均可降低心排出量,但仅口服给药方能降低血压;这类药物均能降低心排出量,但其中部分药物不能降压;具有内在拟交感活性的β受体阻断药不降低心排出量,仍能降低外周阻力和血压。②阻断肾小球旁器的β_1受体,减少肾素分泌,从而抑制肾素—血管紧张素系统活性;但具有较强内在拟交感活性的药物在降压时并不影响肾素分泌。③β受体阻断药能通过血脑屏障进入中枢,阻断中枢β受体,使外周交感神经活性降低;但索他洛尔、阿替洛尔等难以通过血脑屏障却仍有确切降压作用。④阻断外周去甲肾上腺素能神经末梢突触前膜β_2受体,抑制正反馈调节作用,减少去甲肾上腺素的释放。⑤促进前列环素的生成。

(二)临床应用

β受体阻断药是安全、有效、价廉的降压药,可用于各型高血压,对高肾素活性、高血流动力学的青年高血压患者更为适宜。每日用药2次可维持满意的降压效应,但对老年人一般效果较差。吸烟者服用普萘洛尔效果差,但不影响选择性β_1受体阻断药美托洛尔的降压效果。一般不引起水钠潴留,与利尿药合用可加强降压作用。β受体阻断药、利尿药与扩血管药联合应用能有效治疗重度或顽固性高血压。

(三)不良反应与注意事项

普萘洛尔等非选择性β受体阻断药可升高甘油三酯水平,降低 HDL-胆固醇,其机制尚不十分清楚。长期应用该类药物突然停药,可加重冠心病症状,并可使血压反跳性升高超过治疗前水平,停药前10～14d宜逐步减量。非选择性β受体阻断药能延缓用胰岛素后血糖水平的恢复,不稳定型糖尿病和经常低血糖反应患者使用β受体阻断药应十分慎重。禁用于严重左心室功能不全、窦性心动过缓、房室传导阻滞及支气管哮喘患者。

普萘洛尔

普萘洛尔为β受体阻断药中第一个用于临床且至今仍常用的药物。在心血管疾病中应用广泛,治疗高血压、心绞痛及心律失常均有效。

【体内过程】

普萘洛尔生物利用度约为25%,个体差异大。$t_{1/2}$约为4h,但药效维持时间较长,每天可给药1～2次。降压作用出现缓慢,口服后2～3周才开始降压,立位和卧位的收缩压和舒张压都能明显降低。

【药理作用】

普萘洛尔为非选择性β受体阻断药,对β_1、β_2受体具有相同的亲和力,缺乏内在拟交感活性。其降压机制多样,可减少心输出量、抑制肾素释放、抑制交感神经系统活性和增加前列环素的合成等。

【临床应用】

适用于轻度及中度高血压。对伴有心排出量偏高或血浆肾素水平偏高的高血压患者的疗效较好,对伴有冠心病、脑血管病变及夹层动脉瘤的高血压患者尤为适用。支气管哮喘患者禁用。

美托洛尔和阿替洛尔

美托洛尔和阿替洛尔为选择性 β_1 受体阻断药,无内在拟交感活性,其降压作用优于普萘洛尔。低剂量时主要作用于心脏,而对支气管的影响小,对伴有阻塞性肺疾病患者相对安全。阿替洛尔降压作用持续时间较长,每日服用 1 次。

卡维地洛

卡维地洛为 α、β 受体阻断药,降压作用较普萘洛尔强 2～4 倍,可用于治疗轻、中度高血压或伴有肾功能不全、糖尿病的高血压患者。

四、肾素—血管紧张素系统抑制药

肾素—血管紧张素系统抑制药分为血管紧张素Ⅰ转化酶(ACE)抑制药、血管紧张素Ⅱ受体(AT_1 受体)阻断药和肾素抑制药 3 类。此类药物的应用是抗高血压药物治疗学上的一大进步,不仅具有良好的降压效果,对高血压患者的并发症及一些伴发疾病亦有良好影响。该类药物亦作为伴有糖尿病、左心室肥厚、左心功能障碍及急性心肌梗死的高血压患者的首选药物。因能阻断醛固酮,故该类药物有轻度保钾作用。血管神经性水肿是 ACE 抑制药的少见但严重的不良反应,顽固性咳嗽是患者停药的主要原因。相比较而言,AT_1 受体阻断药没有 ACE 抑制药的血管神经性水肿、咳嗽等不良反应。

肾素—血管紧张素系统(RAS)由肾素、血管紧张素及其受体构成,在心血管活动和水、电解质平衡调节中起十分重要的作用。血管紧张素原可在肾素(蛋白水解酶)的作用下转变为血管紧张素Ⅰ(Ang Ⅰ),后者在血管紧张素Ⅰ转化酶(ACE)的作用下转变为血管紧张素Ⅱ(Ang Ⅱ)。Ang Ⅱ 的生成除了通过 ACE 途径外,还可通过糜酶旁路。Ang Ⅱ 或 Ang Ⅰ 可转化为 Ang Ⅲ。Ang Ⅲ 的生物学效应与 Ang Ⅱ相似,其缩血管效应弱于 Ang Ⅱ,但其促醛固酮分泌作用较强。RAS 不仅存在于循环系统,而且还存在于心脏、肾脏、脑及血管。循环系统与局部 RAS 活性变化与高血压、充血性心力衰竭等心血管疾病的发生、发展密切相关。

Ang Ⅱ 具有广泛的心血管作用:

1.对血管的作用　Ang Ⅱ 直接激活血管平滑肌细胞的血管紧张素Ⅱ受体(AT_1 受体),引起血管收缩,此外通过促进增加中枢交感神经放电和外周交感神经末梢释放去甲肾上腺素,增高外周交感神经张力。

Ang Ⅱ作为一种血管生长刺激因子能促进原癌基因(c-fos、c-jun 和 c-myc)表达,增加多种生长因子的生成,促进细胞外基质蛋白合成,引起血管平滑肌的增生和血管构型重建。血管重构在高血压的长期维持中起重要作用。

2.对心脏的作用　循环系统与局部的 Ang Ⅱ可直接作用于心肌细胞和非心肌细胞,也可作用于心脏交感神经末梢突触前膜 AT_1 受体,促进去甲肾上腺素释放,表现为正性肌力和正性频率作用。Ang Ⅱ能促进内皮素分泌,后者具有正性肌力和正性频率作用,可激活酪氨酸激酶和丝裂原激活蛋白激酶,促进成纤维细胞增生、心肌细胞肥大、心脏构型重建。

3.对肾脏的作用　Ang Ⅱ可直接增加肾交感神经张力及收缩肾血管,降低肾血流量;减少肾髓质血流量可减少 Na^+ 排泄;作用于肾皮质的球状带促进醛固酮的合成与分泌,增加水钠潴留。此外,高浓度的 Ang Ⅱ可抑制远曲小管 Na^+ 转运,降低 Na^+ 排泄。

(一)血管紧张素Ⅰ转化酶抑制药

这类药物能有效地降低血压,对心功能不全及缺血性心脏病等也有效,目前临床应用的 ACE 抑制药有 20 余种。卡托普利是第一个口服有效的 ACE 抑制药。之后研发了高效、长效、少不良反应的一系列 ACE 抑制药。ACE 抑制药根据化学结构分为 3 类:含巯基的卡托普利、阿拉普利等;含羧基的依那普利、赖诺普利、喹那普利、培哚普利等;含次磷酸基的福辛普利等。

【药理作用与作用机制】

ACE 抑制药与其他降压药比较,具有以下特点:①降压时不伴有反射性心率加快,对心排出量无明显影响。②可预防和逆转心肌与血管构型重建。③增加肾血流量,保护肾脏。④能改善胰岛素抵抗,预防和逆转肾小球基底膜的糖化,不引起电解质紊乱和脂质代谢改变。ACE 抑制药具有较强的降压作用,对肾性及原发性高血压均有效,不仅可治疗高肾素活性高血压,也能降低正常或低肾素活性高血压患者的血压。ACE 抑制药治疗老年性高血压、高血压合并脑或外周血管疾病,及高血压合并肾衰竭,具有其他抗高血压药物所没有的优点。

ACE 是含锌大分子酸性糖蛋白,ACE 抑制药与 Ang Ⅰ或缓激肽竞争 ACE。以卡托普利为例,该药有 3 个基团能与 ACE 的活性部位相结合:①脯氨酸的末端羧基与酶的正电荷部位(精氨酸)以离子键结合。②肽键的羰基与酶的供氢部位以氢键结合。③巯基与酶中 Zn^{2+} 结合。ACE 抑制药与 ACE 结合后失去活性。

ACE 抑制药的降压机制是通过抑制 ACE,降低循环系统与血管组织 RAS 活性,减少 Ang Ⅱ 的生成和升高缓激肽水平而发挥作用。

1.抑制血浆与组织中 ACE,减少 Ang Ⅱ 的生成,降低循环系统与组织中 Ang Ⅱ,降低外周阻力。

2.减慢缓激肽降解,升高缓激肽水平,继而促进一氧化氮(NO)、前列腺素(PGI2)生成,产生舒血管效应。

3.减少去甲肾上腺素释放,并能抑制中枢 RAS、交感神经活性,进而降低外周阻力。

4.对于心脏,ACE 抑制药预防与逆转心肌肥厚,对缺血的心肌具有保护作用,从而改善心脏的收缩与舒张功能;对于血管,抑制血管肥厚,可降低血管僵硬度,改善动脉顺应性。

5.减少肾脏组织中 Ang Ⅱ,减弱 Ang Ⅱ 的抗利尿作用及减少醛固酮分泌,促进水钠排泄,减轻水钠潴留。

6.改善血管内皮功能。高血压常伴有血管内皮功能不全,而血管内皮功能不全是促进高血压发展和并发症发生的重要原因。

【体内过程】

食物能影响卡托普利的吸收,宜在餐前 1h 服用。大多数 ACE 抑制药如依那普利、喹那普利、培哚普利等为前体药,须在体内转化后才能发挥作用。除福辛普利和司哌晋利通过肝、肾清除外,ACE 抑制药主要通过肾脏清除,肾功能显著降低者应减少用量。

【临床应用】

适用于各型高血压,对肾性及原发性高血压均有效。轻中度高血压患者单用 ACE 抑制药常可以控制血压,与利尿药及 β 受体阻断药合用能增强疗效,用于治疗重度或顽固性高血压。ACE 抑制药对缺血心肌与肾脏具有保护作用,可增加胰岛素抵抗患者的胰岛素敏感性,尤其适用于伴有慢性心功能不全、缺血性心脏病、糖尿病肾病的高血压患者,可延缓病情的发展,显著改善生活质量。

【不良反应与注意事项】

主要的不良反应有首剂现象、高血钾、肾功能损害、咳嗽、血管神经性水肿等。RAS 高度激活的患者,可能出现“首剂现象”而致低血压,宜从小剂量开始使用,并密切监测。肾功能正常者服用 ACE 抑制药,一般较少见高血钾;肾功能受损时,或与留钾利尿药、非甾体抗炎药、β 受体阻断药合用易致高血钾。正常人应用 ACE 抑制药可使肾灌注压降低、肾血流量增加,因此对肾小球滤过率一般无明显影响;肾动脉硬化或肾异体移植时,ACE 抑制药引起可逆性肾功能受损。咳嗽为刺激性干咳,多见于用药开始几周内。咳嗽与支气管痉挛的原因可能是由于这类药物抑制缓激肽和 P 物质代谢,导致这些物质在肺血管床积蓄。依那普利与赖诺普利诱发咳嗽的发生率比卡托普利高,而福辛普利较低。血管神经性水肿多见于颜面。卡托普利可出现青霉胺样反应,如皮疹、瘙痒、嗜酸性粒细胞增多、白细胞减少、淋巴结肿大、发热、胃痛、口腔溃疡、味觉减退、肝功能损害等,可能与含巯基有关。在妊娠早期,ACE 抑制药无致畸胎作用,但妊娠中后期长期应用可引起胎儿畸形、胎儿发育不全甚至死胎,故孕妇禁用。亲脂性的 ACE 抑制药,如雷米普利与福辛普利在乳汁中分泌,故哺乳期妇女忌服。

(二)血管紧张素 II 受体阻断药

Ang II 与 AT 受体相互作用产生药理效应。目前发现 AT 受体有 4 种亚型,即 AT_1、AT_2、AT_3 和 AT_4 受体。AT_1 受体主要分布于心脏、血管和肾脏;AT_2 受体主要分布于肾上腺髓质和脑。Ang II 对心血管作用主要由 AT_1 受体介导,AT_2 受体的生理作用尚未完全清楚,可能与抑制生长和抗增殖作用有关。

Ang II 的生成除通过 ACE 代谢途径外,其余大部分的 Ang II 是通过糜酶途径形成。循环系统中 RAS 以 ACE 途径为主,而组织中的 RAS 则以糜酶为主。例如,在心脏左心室有 80%、血管有 70% 的 Ang II 为糜酶催化形成。ACE 抑制药不能抑制糜酶途径,而 AT_1 受体阻断药能特异性与 AT_1 受体结合,阻断不同代谢途径生成 Ang II 的作用,从而抑制 Ang II 的心血管作用。此外,ACE 抑制药可导致缓激肽、P 物质堆积,引起咳嗽等不良反应。AT_1 受体阻断药无咳嗽、血管神经性水肿等不良反应。

最初发现的 AT 受体拮抗药为沙拉新,因其属肽类不能口服,且作用时间短及有部分激动效应,限制了临床应用。非肽类 AT_1 受体拮抗药包括氯沙坦、厄贝沙坦、缬沙坦、坎地沙坦、替米沙坦等,具有受体亲和力高、选择性强、口服有效、作用时间长、无激动效应等优点。

氯沙坦

【药理作用与作用机制】

氯沙坦为第一个用于临床的 AT_1 受体阻断药,在体内转化为活性产物 E3174,后者与 AT_1 受体结合更牢固,拮抗 AT_1 受体的作用强于母药 15～30 倍。氯沙坦的效应是与其代谢物 E3174 的共同作用,以后者为主。选择性地阻断 AT_1 受体后,Ang II 的缩血管作用及增强交感神经活性作用受到抑制,血压降低。长期降压作用可能还与调节水盐平衡、抑制心血管肥厚有关。此外,当 AT_1 受体被阻断后,反馈性增加肾素活性,导致 Ang II 浓度升高,Ang II 仅能激活 AT_2 受体,产生抗增殖作用。氯沙坦对肾功能具有保护作用,对患有高血压的肾病患者,该药降压的同时能保持正常肾小球滤过率,增加肾血流量与排钠,减少蛋白尿。大规模临床试验证明,氯沙坦能降低心血管疾病的病死率。

【体内过程】

氯沙坦口服吸收迅速,首过消除明显,生物利用度约为 33%,$t_{1/2}$ 约 2h,血浆蛋白结合率 $>98\%$。在肝脏由 CYP2C9 与 CYP3A4 代谢为活性更强的 E3174,E3174 的 $t_{1/2}$ 为 $6\sim9h$。大部分随胆汁排泄,部分随尿排出,动物试验发现可经乳汁排泄。每日服药 1 次,降压作用可维持 24h。

【临床应用】

本药用于轻中度高血压,适用于不同年龄的高血压患者,对伴有糖尿病、肾病和慢性心功能不全患者有良好疗效。与利尿药或钙通道阻滞药合用,可增强降压疗效。

【不良反应与注意事项】

不良反应较 ACE 抑制药少,可引起低血压、肾功能障碍、高血钾等。肝功能不全或循环不足时,应减少初始剂量。

第三节　其他抗高血压药

一、中枢降压药

中枢降压药有甲基多巴、可乐定、雷美尼定、莫索尼定等。其中甲基多巴通过激动孤束核(NTS)α_2 肾上腺素受体产生降压作用,甲基多巴不良反应较重,现已少用。甲基多巴进入中枢在 L-芳香氨基酸脱羧酶催化下转变为 α-甲基多巴胺,进一步在多巴胺 β-氧化酶催化下转变为 α-甲基去甲肾上腺素,后者代替去甲肾上腺素贮存在肾上腺素能神经末梢。α-甲基去甲肾上腺素激动孤束核的 α_2 肾上腺素受体,使交感神经传出冲动减少,降低外周阻力而降压。可乐定的降压作用除 α_2 肾上腺素受体介导以外,还与激动延髓嘴端腹外侧区(RVLM)咪唑啉 I_1 受体有关;雷美尼定、莫索尼定主要作用于咪唑啉 I_1 受体。

可乐定

【药理作用与作用机制】

可乐定通过抑制交感神经活性,减少心排血量和降低外周阻力而降压,作用中等偏强。对肾血流量和肾小球滤过率无显著影响。可乐定减弱交感反射,但不完全抑制,故较少引起直立性低血压。具有中枢镇静作用,还能抑制胃肠道的分泌和运动。对血脂代谢无明显影响。

可乐定主要的降压机制是激动延髓孤束核次一级神经元(抑制性神经元)α_{2A}肾上腺素受体,减少血管运动中枢交感冲动,使外周交感神经活性降低。近年研究证明,可乐定作用与激动延髓嘴端腹外侧区咪唑啉 I_1 受体有关,使交感神经张力下降。这两种核团的两种受体之间有协同作用,可乐定的降压效应是作用于两种受体的共同结果。

大剂量可乐定可激活外周血管平滑肌上的 α_{2B} 受体,收缩血管,减弱降压效应。

【体内过程】

口服易吸收,口服 30min 后起效,1.5～3h 作用达高峰,持续 6～8h。生物利用度约为 75%,$t_{1/2}$ 为 5.2～13h。脂溶性高,易透过血脑屏障,也可经皮肤吸收。约 50% 在肝脏代谢,原形和代谢产物主要经肾排泄。

【临床应用】

适用于中度高血压。本药不影响肾血流量和肾小球滤过率,能抑制胃肠道腺体分泌和平滑肌运动,故适用于肾性高血压或兼患消化性溃疡的高血压患者。可乐定与利尿药合用有协同作用。

【不良反应与注意事项】

该药激动蓝斑核和外周唾液腺 α_2 肾上腺素受体,分别引起嗜睡、口干等不良反应,发生率约为 50%,绝大部分患者几周后可消失。其他不良反应有阳痿、恶心、眩晕、鼻黏膜干燥、腮腺痛等。抑制肾素分泌,长期应用可致水钠潴留,与利尿药合用能避免。长期服用可乐定后,突触前膜 α_2 受体的敏感性下降,负反馈作用减弱,突然停药而引起去甲肾上腺素大量释放,可出现短时的交感神经亢进现象,表现为心悸、出汗、血压突然升高等。逐渐减量可以避免血压反跳。出现停药反应时,可恢复应用可乐定或用 α 受体阻断药酚妥拉明治疗。可乐定不宜用于高空作业或驾驶机动车辆的人员,以免因精神不集中、嗜睡而导致事故发生。

莫索尼定

莫索尼定为第二代中枢性降压药,降压作用与可乐定相似,但对咪唑啉 I_1 受体的选择性比可乐定高。降压效能略低于可乐定。由于选择性高,莫索尼定不良反应少,无显著的镇静作用,亦无停药反跳现象,长期用药也有良好的降压效果,并能逆转高血压患者的心肌肥厚,适用于治疗轻中度高血压。

二、血管扩张药

本类药通过松弛血管平滑肌,降低外周血管阻力,产生降压作用。血管扩张药包括扩张小动脉药(肼屈嗪、米诺地尔、二氮嗪等)和对动脉、静脉均有舒张作用药物(哌唑嗪、硝普钠)。长期应用本类药,因反射性神经—体液变化而减弱其降压作用,主要表现为:①交感神经活性增高,增加心肌收缩力和心排出量。②增强肾素活性,使循环中血管紧张素浓度升高,导致外周阻力增加和水钠潴留。因此,不宜单独应用,常与利尿药和 β 受体阻断药等合用,以提高疗效、减少不良反应。

<h2 style="text-align:center">α₁ 受体阻断药</h2>

绝大多数高血压患者存在外周阻力增高,α 受体阻断药能阻断儿茶酚胺对血管平滑肌的收缩作用,使收缩状态的小动脉舒张,产生降压效应。非选择性 α 受体阻断药(如酚妥拉明)不良反应较多,长期降压效果差,除用于控制嗜铬细胞瘤患者的高血压危象外,不作为抗高血压药常规应用。选择性 α_1 受体阻断药使用初期,因降低动脉阻力和静脉容量,使交感神经活性反射性增高,引起心率加快和血浆肾素活性增高;由于该类药对 α_2 受体阻断作用较弱,可避免负反馈减弱促神经递质释放作用,因而降低血压时不易引起反射性心率加快与血浆肾素活性增高,所以长期使用时,产生持久的扩血管作用,心排血量、心率和血浆肾素活性可能恢复正常。现用于临床的该类药物有哌唑嗪、特拉唑嗪、多沙唑嗪等。

【药理作用与作用机制】

α_1 受体阻断药舒张小动脉和静脉,对立位和卧位血压均有降低作用。大规模临床试验证明 α_1 受体阻断药治疗高血压安全有效。这类药物降压时不影响心率及肾素分泌,其原因除不阻断 α_2 受体外,可能与其负性频率作用有关。α_1 受体阻断药对肾血流量及肾小球滤过率均无明显影响。长期治疗还可降低血浆甘油三酯、总胆固醇、LDL-胆固醇的浓度,升高 HDL-胆固醇浓度。

【体内过程】

哌唑嗪口服易吸收,生物利用度为 60%,$t_{1/2}$ 为 2.5～4h,但降压作用可持续10h,血浆蛋白结合率约 90%,主要在肝脏代谢,10% 的原形药经肾排泄。特拉唑嗪、多沙唑嗪的生物利用度分别为 90% 和 65%,$t_{1/2}$ 分别为 12h 和 19～22h。

【临床应用】

适用于各型高血压,单用治疗轻中度高血压,重度高血压合用利尿药和 β 受体阻断药可增强降压效果。可阻断膀胱颈、前列腺包膜和腺体、尿道等处 α_1 受体,改善前列腺肥大患者排尿困难症状,因此适用于高血压合并前列腺肥大者。

【不良反应与注意事项】

哌唑嗪阻断交感神经的收缩血管效应,扩张容量血管,减少回心血量,首次给药可致严重的体位性低血压、晕厥、心悸等,称"首剂现象"。多见于首次用药

90min 内,发生率高达 50％,尤其已用利尿药或 β 受体阻断药者更易发生。将哌唑嗪首次剂量减为 0.5mg,睡前服用,可避免发生首剂现象。长期用药可致水钠潴留,加服利尿药可维持其降压效果。特拉唑嗪首次应用时晕厥很少见。

肼屈嗪

【药理作用与作用机制】

肼屈嗪通过直接松弛小动脉平滑肌,降低外周阻力而降压。对静脉的作用较弱,一般不引起直立性低血压。该药松弛血管平滑肌的分子机制尚不清楚。由于反射性交感神经兴奋而增加心肌耗氧量,扩张冠状动脉可能引起血液从缺血区流向非缺血区,即血液"窃流"现象,对有严重冠脉功能不全或心脏储备能力差者则易诱发心绞痛。

【体内过程】

口服吸收好,但生物利用度低(16％～35％),主要在肝脏代谢,生成无活性的乙酰化代谢产物,慢乙酰化者降压作用更明显。$t_{1/2}$ 为 1～2h,作用维持 6～12h。

【临床应用】

适用于中重度高血压,常与其他降压药合用。老年人或伴有冠心病的高血压患者慎用,以免诱发或加重心绞痛。

【不良反应与注意事项】

常见不良反应有头痛、眩晕、恶心、颜面潮红,低血压、心悸等,与扩血管作用有关。长期大剂量应用可引起全身性红斑狼疮样综合征,多见于慢乙酰化的女性患者,停药后可自行痊愈,少数严重者也可致死。

硝普钠

【药理作用与作用机制】

硝普钠(SNP)扩张动脉和静脉,降低外周血管阻力和心排出量而降压。硝普钠属硝基扩血管药,作用机制与硝酸酯类相似,通过释放 NO,激活鸟苷酸环化酶,增加血管平滑肌细胞内 cGMP 水平而起作用。硝普钠释放 NO 的机制不同于硝酸甘油,这可解释两者在不同部位的血管表现出的差异效应,以及硝酸甘油可产生耐受性而硝普钠则无。硝普钠口服不吸收,需静脉滴注给药,30s 内起效,2min 内可获最大降压效应,停药 3min 内血压回升。

【临床应用】

主要用于高血压危象,伴有心力衰竭的高血压患者,也用于外科手术麻醉时控制性降血压及难治性慢性心功能不全。

【不良反应与注意事项】

呕吐、出汗、头痛、心悸等不良反应,均为过度降血压所引起。连续大剂量应用,可因血中的代谢产物硫氰酸盐过高而发生中毒。易引起甲状腺功能减退。肝肾功能不全者禁用。

米诺地尔

米诺地尔、吡那地尔、尼可地尔等为 K^+ 通道开放药,主要开放 ATP 敏感性 K^+ 通道,促进 K^+ 外流,使细胞膜超极化,电压依赖性钙通道难以激活,阻止 Ca^{2+} 内流,导致血管舒张而降压。同类药物还有二氮嗪、克罗卡林等。

【药理作用与作用机制】

米诺地尔对离体血管平滑肌无松弛作用,需经肝脏代谢为硫酸米诺地尔 NO 而活化。该药增加心排出量可能与其反射性兴奋交感神经、增强心肌收缩力及增加静脉回心血流量有关。

【体内过程】

口服吸收好,生物利用度为 90%,给药 1h 后血药浓度达峰值,但降压作用出现较晚,可能是由于活性代谢物生成需要一定时间。在肝脏代谢,主要以代谢产物从尿中排泄,$t_{1/2}$ 为 4h。

【临床应用】

主要用于难治性的严重高血压,不宜单用,与利尿药和 β 受体阻断药合用,可避免水钠潴留和交感神经反射性兴奋。

【不良反应】

主要不良反应有水钠潴留、心悸、多毛症。

二氮嗪

二氮嗪的降压机制同米诺地尔,通过激活 ATP 敏感性 K^+ 通道,松弛小动脉平滑肌而降低血压。该药静脉注射降压作用强而快,30s 内起效,3~5min 降压达峰值。主要用于高血压危象及高血压脑病。该药能抑制胰腺 B 细胞分泌胰岛素而引起高血糖。其他不良反应少见。

第四节 抗高血压药的合理应用

抗高血压药物种类繁多、各有特点,疗效存在很大个体差异,因此应根据病情并结合药物特点合理用药。

一、有效治疗和终身治疗

高血压病因未明,不能根治,需要终身治疗。高血压人群如不经合理治疗平均寿命较正常人缩短 15～20 年。必须告知患者建立确切降压与终身治疗的概念。一般认为,经过不同日的数次测压,血压高于 150/95mmHg 需要治疗。有 1～2 条危险因素(老年、吸烟、肥胖、血脂异常、缺少体力活动、糖尿病等)的患者血压超过 140/90mmHg 就需要治疗。但是只有 10％的高血压患者血压得到控制。因此,必须加强宣传工作,纠正"尽量不用药"的错误倾向。所有的非药物治疗,只能作为药物治疗的辅助。有些患者经过一段时间的治疗后血压接近正常,于是就自动停药,停药后血压可重新升高。降压目标:普通高血压患者的血压降至 140/90mmHg 以下,最近 HOT 研究结果指出,抗高血压治疗的目标血压是 138/83mmHg。老年人的收缩压降至 150mmHg 以下,有糖尿病或肾病的高血压患者的血压降至 130/80mmHg以下。

二、保护靶器官

高血压药物治疗的目的不仅是降低血压,更重要的是改善靶器官的功能和形态,降低并发症的发生率和病死率。高血压的靶器官包括心肌肥厚、肾小球硬化和小动脉重构等。在抗高血压治疗中,必须考虑逆转或阻止靶器官损伤。一般而言,降低血压能减少靶器官损伤,但并非所有的降压药均如此。如肼屈嗪可降压但对靶器官损伤无保护作用。根据以往几十年的高血压治疗经验,认为对靶器官的保护作用比较好的药物是 ACE 抑制药和长效钙拮抗剂。AT_1 受体阻断剂将与 ACE 抑制药一样具有良好的器官保护作用。

三、平稳降压

应避免降压过快、过强。药物一般宜从小剂量开始,逐步增量,达到满意效果后改维持量以巩固疗效,避免降压过快、过剧,以免造成重要器官灌流不足等。血压不稳定可导致器官损伤。因此,必须在降低血压的同时使血压平衡,提倡使用长效降压药物以减小血压波动性,保证药物的降压谷/峰值大于 50％。此外,高血压治疗需长期系统用药,不宜中途随意停药,更换药物时亦应逐步替代。

四、抗高血压药物的联合应用

应根据高血压程度选用药物。轻、中度高血压开始采用单药治疗,世界卫生组织推荐 6 大类第一线降压药物是利尿药、β 受体阻断药、ACE 抑制药、血管紧张素 Ⅱ 受体阻断药、钙通道阻滞药、α_1 受体阻断药。单一药物有较好反应，但降压未达到目标，可采用联合用药。抗高血压药物联合应用的目的，是增加降压疗效，加强对靶器官的保护，减少不良反应。联合用药应从小剂量开始，并应采用作用机制不同的药物，以提高疗效、减少不良反应。利尿药、β 受体阻断剂、二氢吡啶类钙通道阻滞药和 ACE 抑制药中，任何两类药物的联用都是可行的。其中尤以 β 受体阻断药与二氢吡啶类钙通道阻滞药或 ACE 抑制药与二氢吡啶类钙通道阻滞药联用效果较好。

五、个体化治疗和根据病情特点选用药物

高血压治疗应个体化，主要根据患者的年龄、性别、种族、病情程度及并发症等情况制订治疗方案，维持和改善患者的生存质量，延长寿命。在选药个体化的同时，剂量的个体化也非常重要，因不同患者或同一患者在不同病程时期，所需剂量不同，或由于药物可能存在遗传代谢多态性，不同患者病情相似，但所需剂量也不同。所以，应根据"最好疗效、最少不良反应"的原则，为每一患者选择最适宜剂量。

根据病情特点选药：①高血压合并心功能不全或支气管哮喘者，宜用利尿药、ACE 抑制药、哌唑嗪等，不宜用 β 受体阻断药。②高血压合并肾功能不良者，宜用 ACE 抑制药、钙通道阻滞药。③高血压合并窦性心动过速，年龄在 50 岁以下者，宜用 β 受体阻断药。④高血压合并消化性溃疡者，宜用可乐定。⑤高血压伴潜在性糖尿病或痛风者，宜用 ACE 抑制药、α_1 受体阻断药和钙通道阻滞药，不宜用噻嗪类利尿药。⑥高血压危象及高血压脑病时，宜静脉给药以迅速降低血压，可选用硝普钠、二氮嗪，也可用高效利尿药如呋塞米等。⑦对于老年高血压，上述第一线药物均可应用，避免使用能引起直立性低血压的药物（大剂量利尿药、α_1 受体阻断药等）和影响认知能力的药物（如可乐定等）。

第七章　抗心律失常药

第一节　心律失常的电生理学基础

一、正常心肌电生理

(一)心肌细胞膜电位

心肌细胞的静息膜电位约为$-90mV$,膜内低于膜外,处于极化状态。心肌细胞兴奋时,发生除极和复极,形成动作电位。它分为 5 个时相,0 相为除极,是 Na^+ 快速内流所致。1 相为快速复极初期,由 K^+ 短暂外流所致。2 相为平台期,缓慢复极,由 Ca^{2+} 及少量 Na^+ 经慢通道内流与 K^+ 外流所致。3 相为快速复极末期,由 K^+ 外流所致。0 相至 3 相的时程合称为动作电位时间(APD)。4 相为静息期,非自律细胞中膜电位维持在静息水平,在自律细胞则为自发性舒张期除极,是特殊 Na^+ 内流所致,其通道在$-50mV$ 开始开放,它除极达到阈电位就重新激发动作电位。

(二)快反应和慢反应电活动

心房肌细胞、心室肌细胞和希—浦细胞的膜电位大(负值较大),除极速率快,传导速度也快,呈快反应电活动,除极由 Na^+ 内流所促成;窦房结和房室结细胞膜电位小(负值较小),除极慢,传导也慢,呈慢反应电活动,除极由 Ca^{2+} 内流促成。心肌病变时,由于缺氧、缺血使膜电位减小,快反应细胞也表现出慢反应电活动。

(三)膜反应性和传导速度

膜反应性是指膜电位水平与其所激发的 0 相上升最大速率之间的关系。一般膜电位大,0 相上升快,振幅大,传导速度就快;反之,则传导减慢。可见膜反应性是决定传导速度的重要因素,其典型曲线呈“S”形,多种因素(包括药物)可以使其增高或降低。

(四)有效不应期

复极过程中膜电位恢复到$-60\sim-50mV$ 时,细胞才对刺激发生可扩布的动作电位。从除极开始到这以前的一段时间即为有效不应期(ERP),它反映钠通道恢复有效开放所需的最短时间。其时间长短一般与APD的长短变化相应,但程度可有不同。一个APD中,ERP数值大,就意味着心肌不起反应的时间延长,不易发生快速型心律失常。

二、心律失常发生的电生理学机制

心律失常可由冲动形成障碍和冲动传导障碍,或两者兼有所引起。

(一)冲动形成障碍

1.自律性增高 自律细胞4相自发除极速率加快或最大舒张电位减小都会使冲动形成增多,引起快速型心律失常。此外,自律和非自律细胞膜电位减小到-60mV或更小时,就引起4相自发除极而发放冲动,即异常自律性。

2.后除极与触发活动 后除极是在一个动作电位中继0相除极后所发生的除极,其频率较快,振幅较小,呈振荡性波动,膜电位不稳定,容易引起异常冲动发放,称为触发活动。后除极分早后除极与迟后除极两种。前者发生在完全复极之前的2相或3相中,主要由Ca^{2+}内流增多所引起;后者发生在完全复极之后的4相中,是细胞内Ca^{2+}过多诱发Na^+短暂内流所引起。

(二)冲动传导障碍

1.单纯性传导障碍 包括传导减慢、传导阻滞、单向传导阻滞等。后者的发生可能与邻近细胞不应期长短不一或病变引起的传导递减有关。

2.折返激动 是指冲动经传导通路折回原处而反复运行的现象。如图7-1所示,正常时浦肯野纤维AB与AC两支同时传导冲动到达心室肌BC,激发除极与收缩,而后冲动在BC段内各自消失在对方的不应期中。在病变条件下,如AC支发生单向传导阻滞,冲动不能下传,只能沿AB支经BC段而逆行至AC支,在此得以逆行通过单向阻滞区而折回至AB支,然后冲动继续沿上述通路运行,形成折返。这样,一个冲动就会反复多次激活心肌,引起快速型心律失常。

邻近细胞ERP长短不一也会引起折返。如图7-1所示,设AC支ERP延长,冲动到达落在ERP中而消失,但可经邻近的AB支下传,而后逆行的冲动可因AC支的ERP已过而折回至AB处继续运行,形成折返。

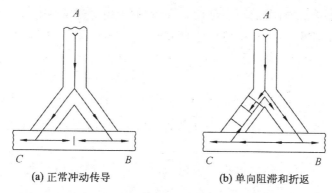

(a) 正常冲动传导　　　　　(b) 单向阻滞和折返

图 7-1　浦肯野纤维末梢正常冲动传导、单向阻滞和折返

第二节　抗心律失常的基本电生理作用及药物分类

一、抗心律失常的基本电生理作用

药物的基本电生理作用是影响心肌细胞膜的离子通道,通过改变离子流而改变细胞是电生理特性,针对心律失常发生的机制,可将药物的基本电生理作用概括如下:

(一)降低自律性

药物抑制快反应细胞 4 相 Na^+ 内流或抑制慢反应细胞 4 相 Ca^{2+} 内流就能降低自律性。药物促进 K^+ 外流而增大最大舒张电位,使其较远离阈电位,也能降低自律性。

(二)减少后除极与触发活动

早后除极的发生与 Ca^{2+} 内流增多有关,因此钙拮抗药对之有效。迟后除极所致的触发活动与细胞内 Ca^{2+} 过多和短暂 Na^+ 内流有关,因此钙拮抗药和钠通道阻滞药对之有效。

(三)改变膜反应性而改变传导性

增强膜反应性改善传导或减弱膜反应性而减慢传导,都能取消折返激动。前者因改善传导而取消单向阻滞,因此停止折返激动,某些促 K^+ 外流加大最大舒张电位的药如苯妥英钠有此作用;后者因减慢传导而使单向传导阻滞发展成双向阻滞,从而停止折返激动,某些抑制 Na^+ 内流的药如奎尼丁有此作用。

(四)改变 ERP 及 APD 而减少折返

1.延长 APD、ERP,但延长 ERP 更为显著,奎尼丁类药物能抑制 Na^+ 通道,使其恢复重新开放的时间延长,即延长 ERP,这称为绝对延长 ERP。

一般认为,ERP 对 APD 的比值(ERP/APD)在抗心律失常作用中有一定意义,比值较正常为大,即说明在一个 APD 中 ERP 占时增多,冲动将有更多机会落入 ERP 中,折返易被取消。

2.缩短 APD、ERP,但缩短 APD 更为显著,利多卡因类药物有此作用。因缩短 APD 更明显,所以 ERP/APD 比值仍较正常为大,这称为相对延长 ERP,同样能取消折返。

3.促使邻近细胞 ERP 的不均一(长短不一),但趋向均一也可防止折返的发生。一般延长 ERP 的药物,使 ERP 较长的细胞延长较少,ERP 较短者延长较多,从而使长短不一的 ERP 较为接近。反之亦然,缩短 ERP 的药物,使 ERP 短者,缩短少些;ERP 长者,缩短多些。所以在不同条件下,这些药物都能发挥促使 ERP 均一的效应。

二、抗心律失常药物的分类

根据药物对心肌电生理的影响和作用机制,可将抗心律失常药分为 4 类,其中Ⅰ类药又分为 a、b、c 3 个亚类。

第三节　常用抗心律失常药

一、Ⅰ类药——钠通道阻滞药

(一)Ⅰa 类药物

奎尼丁

奎尼丁是茜草科植物金鸡纳树皮所含的一种生物碱,是奎宁的右旋体,它对心脏的作用比奎宁强 5～10 倍。属于典型的Ⅰa 类广谱抗心律失常药。

【药理作用】

基本作用是与钠通道蛋白质相结合,阻滞钠通道,适度抑制 Na^+ 内流,并且还能适度抑制钾通道和钙通道。此外,本药还具有明显的抗胆碱作用和拮抗外周血管 α 受体作用。奎尼丁阻滞激活状态的钠通道,并使通道复活减慢,因此显著抑制异位起搏和除极化组织的兴奋性和传导性,并延长除极化组织的不应期。奎尼丁阻滞多种钾通道,延长心房、心室和浦肯野细胞的动作电位时程,该作用使奎尼丁在心率减慢和细胞外低钾时易诱发早后除极。奎尼丁还能减少 Ca^{2+} 内流,具有负性肌力作用。

【体内过程】

口服后吸收良好,经 2h 可达血浆峰浓度。生物利用度为 70%～80%。在血浆中有 80%～90% 与蛋白相结合,心肌中浓度可达血浆浓度的 10 倍。$t_{1/2}$ 为 5～7h。在肝中代谢成羟化物,仍有一定活性,原形排泄 10%～20%。

【临床应用】

奎尼丁是广谱抗心律失常药,适用于治疗心房纤颤、心房扑动、室上性和室性心动过速的转复合预防,还用于频发室上性和室性期前收缩的治疗。对心房纤颤及心房扑动,目前虽多采用电转律术,但奎尼丁仍有应用价值,转律前合用强心苷和奎尼丁可以减慢心室频率,转律后用奎尼丁维持窦性节律,防止复发。

【不良反应】

奎尼丁安全范围小,不良反应较多见。

1.胃肠道反应 30%～50%患者使用奎尼丁会发生腹泻,最常见。

2.金鸡纳反应 血浆奎尼丁水平过高可引起"金鸡纳反应",表现为头痛、头晕、耳鸣、腹泻、恶心、视力模糊等症状。

3.心脏毒性反应 心脏毒性较为严重,中毒浓度可致房室及室内传导阻滞,2%～8%的患者用药后可出现 Q-T 间期延长和尖端扭转型心动过速。

4.其他 奎尼丁阻断 α 受体使血管扩张,阻断 Ca^{2+} 内流而抑制心肌收缩力,因此可降低血压,静脉给药或心功能不全患者尤宜出现,不宜静脉给药。

普鲁卡因胺

【药理作用】

普鲁卡因胺对心肌的直接作用与奎尼丁相似而较弱,能降低浦肯野纤维自律性,减慢传导速度,延长 APD、ERP。它无明显的抗胆碱作用,不阻断 α 受体。

【体内过程】

口服易吸收,生物利用度为 80%,血浆蛋白结合率约为 20%。在肝中约一半被代谢成仍具活性的 N-乙酰卡尼,30%～60%以原形经肾排泄。

【临床应用】

适应证与奎尼丁相同,对房性、室性心律失常均有效。静脉注射可抢救危急病例。但对于急性心肌梗死所致的持续性室性心律失常不作为首选药物。

【不良反应】

口服可引起胃肠道反应。常发生过敏反应,表现为皮疹、药热、粒细胞减少等。大量可致窦性停搏,房室阻滞。久用数月或 1 年,有 10%～20%患者出现红斑狼疮样综合征,其发生与肝中乙酰化反应的快慢有关,慢者容易发生。

(二) Ⅰb 类药物

利多卡因

利多卡因是局部麻醉药。现用于静脉药治疗危及生命的室性心律失常。

【药理作用】

利多卡因对心脏的直接作用是抑制 Na^+ 内流,促进 K^+ 外流,但仅对希—浦系统发生影响,对其他部位心组织及自主神经并无作用。利多卡因阻滞钠通道的激活状态和失活状态,通道恢复至静息状态时阻滞作用迅速解除,因此利多卡因对除极化组织(如缺血区)作用强,对缺血或强心苷中毒所致的除极化型心律失常有较强的抑制作用。心房肌细胞动作电位时程短,钠通道失活态时间短,利多卡因作用弱,因此对房性心律失常疗效差。利多卡因缩短浦肯野纤维及心室肌的 APD,减少动作电位 4 相去极斜率,降低自律性。对正常心肌组织的电生理特性影响小。

【体内过程】

首关消除明显,生物利用度低,需注射给药。血浆蛋白结合率约为 70%,在体内分布广泛,主要在肝内代谢,$t_{1/2}$ 约 2h。

【临床应用】

利多卡因是窄谱抗心律失常药,仅用于室性心律失常,特别适用于危急病例。对治疗急性心肌梗死及强心苷所致的室性期前收缩、室性心动过速及心室纤颤有效。

【不良反应】

较少也较轻微。主要是中枢神经系统症状,有嗜睡、眩晕,大剂量引起语言障碍、惊厥,甚至呼吸抑制,偶见窦性过缓、房室阻滞等心脏毒性。

苯妥英钠

苯妥英钠与利多卡因相似,也仅作用于希-浦系统。抑制钠通道失活态碱,减慢小部分除极的浦肯野纤维 4 相自动除极速率,降低其自律性。与强心苷竞争 Na^+-K^+-ATP酶,抑制强心苷中毒所致迟后除极。主要用于治疗室性心律失常,特别对强心苷中毒所致室性心律失常有效,亦可用于心肌梗死、心脏手术、心导管术等所致室性心律失常。苯妥英钠快速静注易引起低血压,高浓度可致心动过缓。常见中枢性不良反应有头昏、眩晕、震颤、共济失调等,严重者出现呼吸抑制,低血压时慎用,窦性心动过缓及Ⅱ、Ⅲ度房室传导阻滞者和孕妇禁用。

美西律

美西律电生理作用与利多卡因相似。可供口服，药效持久，达 6～8h，用于治疗室性心律失常，特别对心肌梗死急性期者有效。不良反应有恶心、呕吐，久用后可见神经症状，震颤、眩晕、共济失调等。房室传导阻滞、窦房结功能不全、低血压和肝病者慎用。

（三）Ⅰc 类药物

这类药物阻滞钠通道作用明显，能较强降低 0 相上升最大速率而减慢传导速度，主要影响希—浦系统；也抑制 4 相 Na^+ 内流而降低自律性；对复极过程影响很少。近年报道这类药有致心律失常作用，会增高病死率，应予注意。

普罗帕酮

普罗帕酮化学结构与普拉洛尔相似，具有弱的 β 受体阻断作用。普罗帕酮明显阻滞钠通道开放态和失活态，降低心脏自律性，减慢传导速度，延长 APD、ERP，且减慢传导的程度超过延长 ERP 的程度，长期口服用于维持室上性心动过速的窦性心率，也用于治疗室性心律失常。

口服吸收完全，达 100%，但生物利用度却低于 20%，首关消除效应明显，$t_{1/2}$ 为 2.4～11.8h，肝中氧化甚多，原形经肾排泄小于 1%。

不良反应有胃肠道症状，偶见粒细胞缺乏，红斑狼疮样综合征。心电图 QRS 波加宽超过 20% 或 Q-T 间期明显延长者宜减量或停药，否则可致心律失常。

二、Ⅱ类药-β 肾上腺素受体阻断药

用于抗心律失常的 β 受体阻断药，主要有普萘洛尔、美托洛尔、阿替洛尔、纳多洛尔、艾司洛尔、比索洛尔等。拮抗 β 受体是其治疗心律失常的基本机制。

普萘洛尔

【药理作用】

普萘洛尔可降低窦房结、心房和浦肯野纤维自律性，减少儿茶酚胺所致迟后除极发生，减慢房室结传导，延长房室交界细胞的有效不应期。在运动及情绪激动时作用明显。

【临床应用】

这类药物适用于治疗室上性心律失常，尤其治疗交感神经兴奋过高、甲状腺功能亢进及嗜铬细胞瘤等引起的窦性心动过速效果良好，可作为首选药。另外，普萘洛尔合用强心苷或钙拮抗剂，减慢房室结传导，使心室率降低，用于治疗心房扑动、心房颤动及阵发性室上性心动过速。还可治疗运动或情绪变动所致室性心律失常，减少肥厚型心肌病所致的心律失常。

美托洛尔

美托洛尔为选择性 β_1 受体阻断药,对心脏作用较强,可抑制窦房结和房室结自律性,减慢房室结传导。用于室上性和室性心律失常的治疗。

三、Ⅲ类药——延长 APD 药

这类药物能选择性延长 APD,主要是延长心房肌、心室肌和浦肯野纤维细胞的 APD 和 ERP,而较少影响传导速度。

胺碘酮

【药理作用】

胺碘酮可抑制心脏多种离子通道如 I_{Na}、$I_{Ca(L)}$、I_K、I_{K1}、I_{to} 等,降低窦房结、浦肯野纤维的自律性和传导性,明显延长心肌细胞动作电位 APD 和 ERP,延长 Q-T 间期和 QRS 波。此外,胺碘酮非竞争性阻断 α、β 受体和舒张血管平滑肌作用,能扩张冠状动脉、增加冠状动脉血流量、降低心肌耗氧量。

【体内过程】

可口服或静脉给药。吸收缓慢,生物利用度为 40%～50%,胺碘酮几乎全部在肝中代谢,代谢物仍有活性。消除半衰期较复杂,快速消除相 3～10d(消除 50% 药物),缓慢消除相约数周。停药后作用维持 1～3 个月。

【临床应用】

本药是广谱抗心律失常药,对心房扑动、心房颤动、室上性心动过速和室性心动过速有效。自从明确氟卡尼等Ⅰc类药物治疗室性心律失常引起病死率较对照组高后,胺碘酮的应用受重视。

【不良反应】

胺碘酮不良反应较多且比较严重。

1.心脏毒性　胺碘酮可引起心律失常,常见窦性心动过缓、房室传导阻滞,尖端扭转型心动过速偶见。

2.甲状腺功能紊乱　因本药分子中含有碘原子,可引起甲状腺功能亢进或低下。

3.胃肠道反应　有食欲减退、恶心呕吐、便秘的症状发生。

4.角膜褐色微粒沉着　少量自泪腺排出,一般不影响视力,停药后可自行恢复。

5.肺纤维化　个别患者出现间质性肺炎或肺纤维化。

索他洛尔

索他洛尔原为 β 受体阻断药,后因明显延长 APD 而用作 Ⅲ 类抗心律失常药。它能降低心脏自律性,是其阻断 β 受体的作用所致;减慢房室结传导;明显延长 ERP,使折返激动停止;也可延长 APD,是阻滞 K^+ 通道所致。索他洛尔口服吸收快,生物利用度达 100%,$t_{1/2}$ 为 $10\sim15h$,几乎全部以原形经肾排出,肾功能不良者宜减量应用。临床用于各种严重的室性心律失常,也可用于治疗阵发性室上性心动过速及心房颤动。不良反应较少,少数 Q-T 间期延长者偶可出现尖端扭转型室性心动过速。

四 、Ⅳ 类药——钙拮抗药

这类药通过阻滞钙通道而发挥抗心律失常效应,其电生理效应主要是抑制依赖于钙的动作电位与减慢房室结的传导速度。

维拉帕米

【药理作用】

维拉帕米对激活态和失活态的 L 型钙通道均有阻滞作用,也抑制钾通道。可降低窦房结自律性,降低缺血时心房、心室和浦肯野纤维的异常自律性,减少或消除后除极所致触发活动;减慢房室结传导,可终止房室结折返,减慢心房扑动、心房颤动时加快的心室率;延长窦房结、房室结的有效不应期。

【临床应用】

本药治疗室上性和房室结折返性心律失常效果好,是治疗阵发性室上性心动过速的首选药。

【不良反应】

口服较安全,可出现便秘、腹胀、腹泻、头痛、瘙痒等不良反应。维拉帕米一般不与 β 受体阻断药合用。Ⅱ度房室传导阻滞、Ⅲ度房室传导阻滞、心功能不全、心源性休克患者禁用此药。

第四节　快速型心律失常的药物选用

选择抗心律失常药物应考虑多种因素,包括心律失常的类别、病情的紧迫性、患者的心功能,以及医师对各个药物的了解及应用经验等。药物治疗最满意的效果是恢复并维持窦性节律,其次是减少或取消异位节律,再次是控制心室频率,维持一定的循环功能。

治疗各种快速型心律失常的选药原则如下：

1.窦性心动过速　应针对病因进行治疗,需要时选用β受体阻断药,也可选用维拉帕米。

2.心房纤颤或扑动转律　用奎尼丁(宜先给强心苷),或与普萘洛尔合用,预防复发可加用或单用胺碘酮,控制心室频率用强心苷或加用维拉帕米或普萘洛尔。

3.房性期前收缩　必要时选用普萘洛尔、维拉帕米、胺碘酮,次选奎尼丁、普鲁卡因胺、丙吡胺。

4.阵发性室上性心动过速　除先用兴奋迷走神经的方法外,可选用维拉帕米、普萘洛尔、胺碘酮、奎尼丁、普罗帕酮。

5.室性期前收缩　必要时首选普鲁卡因胺、丙吡胺、美西律、妥卡尼、胺碘酮;急性心肌梗死时宜用利多卡因;强心苷中毒者用苯妥英钠。

6.阵发室性心动过速　选用利多卡因、普鲁卡因胺、丙吡胺、美西律等。

7.心室纤颤　选用利多卡因、普鲁卡因胺(可心腔内注射)。

第八章 抗缺血性脑卒中药

第一节 概述

脑卒中是目前危害人类健康的重要疾病之一,世界范围内脑卒中已成为第二大死亡原因和残疾的首要原因,它具有高发病率、高复发率、高致残率和高致死率的特点。脑卒中可分为缺血性脑卒中和出血性脑卒中,缺血性脑卒中约占85%,而出血性脑卒中约占15%。

缺血性脑卒中主要是由于脑血管局部发生脂质沉积,导致脑动脉粥样硬化,形成血栓引起动脉闭塞形成脑缺血。由于缺血中心区残留的脑血流量很少,一般不超过1h就发展为不可逆性脑损伤而导致中枢神经细胞死亡。但在脑缺血核心区的周边脑组织仍有少量供血,这些脑组织呈可逆性缺血损伤,若能够及早恢复血供,缺血脑组织的功能尚可恢复。

脑卒中的特异性治疗是指针对缺血损伤病理生理机制中某一特定环节进行干预,主要措施包括溶栓、抗血小板、抗凝、降纤、扩容及神经保护。

1.溶栓治疗

(1)对缺血性脑卒中发病3h内和3～4.5h的患者,应根据适应证严格筛选患者,尽快静脉给予重组组织型纤溶酶原激活剂(rt-PA)溶栓治疗。

(2)发病6h内的缺血性脑卒中患者,如不能使用rt-PA可考虑静脉给予尿激酶,应根据适应证严格选择患者。

(3)发病6h内由大脑中动脉闭塞导致的严重脑卒中且不适合静脉溶栓的患者,经过严格选择后可在有条件的医院进行动脉溶栓。

(4)发病24h内由后循环动脉闭塞导致的严重脑卒中且不适合静脉溶栓的患者,经过严格选择后可在有条件的医院进行动脉溶栓。

(5)溶栓患者的抗血小板治疗或特殊情况下溶栓后还需抗凝治疗者,应推迟到溶栓24h后开始。

2.抗血小板药

(1)对于不符合溶栓适应证且无禁忌证的缺血性脑卒中患者,应在发病后尽早给予口服阿司匹林。急性期后可改为预防剂量阿司匹林。

(2)溶栓治疗者,阿司匹林等抗血小板药应在溶栓24h后开始使用。

(3)对不能耐受阿司匹林者,可考虑选用氯吡格雷等抗血小板治疗。

3.抗凝治疗

(1)对大多数急性缺血性脑卒中患者,不推荐无选择地早期进行抗凝治疗。

(2)关于少数特殊患者的抗凝治疗,可在谨慎评估风险和效益后慎重选择。

(3)特殊情况下,溶栓后还需抗凝治疗的患者,应在24h后使用抗凝血药。

4.降纤治疗　对不适合溶栓并经过严格筛选的缺血性脑卒中患者,特别是高纤维蛋白血症者可选用降纤治疗。

5.扩充血容量

(1)对一般缺血性脑卒中患者,不推荐扩容。

(2)对于低血压或脑血流低灌注所致的急性缺血性脑卒中,如分水岭梗死可考虑扩容治疗,但应注意可能加重脑水肿、心功能衰竭等并发症。此类患者不推荐使用扩血管治疗。

6.扩张血管　对一般缺血性脑卒中患者,不推荐扩血管治疗。

7.神经保护剂　神经保护剂的疗效与安全性尚需进一步临床验证。

第二节　抗缺血性脑卒中药

一、溶血栓药

血液流动和凝血系统是一个高度动态平衡的过程,维持血液流动状态。在异常情况下(如动脉瘤或内皮细胞功能障碍时)触发凝血,在受累血管内形成有害的血栓,内源性纤维蛋白溶解功能被过度抑制,引起心肌梗死和脑梗死等缺血性疾患。

第一代的溶血栓药主要是尿激酶和链激酶,是纤溶酶原的系统性、非选择性激活剂。第二代溶血栓药包括组织型纤溶酶原激活剂(t-PA)、rt-PA、乙酰化纤溶酶原链激酶激活剂复合物(APSAC)、单链尿激酶血浆酶原激活剂(SCUPA)等。第三代溶栓剂是正在研发中的新型溶血栓药,主要是通过基因工程技术,改良天然溶血栓药的结构,以提高溶血栓药的选择性溶栓效果,延长其半衰期,减少用药剂量和不良反应。主要包括瑞替普酶、替奈普酶等。

（一）尿激酶

尿激酶

尿激酶是从健康人尿中分离的，或从人肾组织培养中获得的一种酶蛋白。

【体内过程】

尿激酶在体内主要由肾排泄，72h 排泄约 76%，主要以低相对分子质量形式排出。尿激酶在体内半衰期短，一次静脉注射后半衰期为 9.3min，而滴注后半衰期为 16.1min；用放射性核素标记尿激酶观察，注射后 5min，放射性下降一半，其后下降速度变慢，4h 后血液中仍有 9.5% 的注射量。

【药理作用】

尿激酶可直接作用于内源性纤维蛋白溶解系统，催化、裂解纤溶酶原成纤溶酶，从而发挥溶栓作用；还能减低血液黏性，改善血流动力学及减少周围循环中血栓栓塞并发症。

【临床应用】

主要用于血栓栓塞性疾病的溶栓治疗，包括急性心肌梗死、急性脑血栓形成和急性脑血管栓塞、肢体周围动静脉血栓、中央视网膜动静脉血栓及其他新鲜血栓性闭塞性疾病；对于陈旧性脉管栓塞性疾病亦有一定效果。但因血浆半衰期短，原料来源不足，价格贵而难以普遍应用。

【不良反应】

尿激酶抗原性小，没有免疫变态反应，出血等不良反应较少。

【禁忌证】

消化道溃疡、高血压（舒张压 100mmHg 以上）、有脑血管意外史（出血、严重头痛、严重脑外伤史）、出血性疾病、较大手术后 4 日内、分娩后 4 周内、癌症及白血病等人群忌用。病人年龄 65 岁以上，两周内用过溶栓剂，有肝病、肾功能减退、心房颤动、月经过多，最近用过抗凝血药或抗血小板药者，应慎用。

（二）rt-PA 类溶血栓药

阿替普酶

阿替普酶是当前国外应用最广泛、效果最理想的第二代溶栓剂。注射用阿替普酶是目前唯一被 FDA 批准的用于急性缺血性脑卒中的标准的纤溶药。

【体内过程】

静脉注射后迅速自血中消除，用药 5min 后，总药量的 50% 自血中消除；用药 10min 后，体内剩余药量仅占总给药量的 20%；用药 20min 后，则剩余 10%。因此，在首剂静脉注射后需要静脉持续滴注。本药主要在肝脏代谢。

【药理作用】

阿替普酶主要成分是糖蛋白,含 526 个氨基酸,有较好的纤维蛋白特异性,定向作用于血栓部位,有纤维蛋白沉积才有作用。首先通过其赖氨酸残基与血栓上的纤维蛋白结合成复合物,活化纤溶酶原形成纤溶酶进而溶解血栓。

【临床应用】

急性心肌梗死和肺栓塞;急性缺血性脑卒中、深静脉血栓形成及其他血管疾病;动静脉瘘血栓形成。

【不良反应】

与其他溶血栓药相比,阿替普酶与血浆中纤溶酶原结合较少,一般不会引起全身纤溶,出血副反应较少,溶栓作用快,代谢迅速(半衰期 5min),能避免纤维蛋白原血症,保持最低的纤维蛋白原降解,故全身并发症少。常见并发症包括脑出血、脑水肿和再梗死等。其中,脑出血是比较严重的并发症,重者可能致死。

【禁忌证】

出血性疾病患者、颅内肿瘤、动静脉畸形或动脉瘤患者;已知为出血体质(包括正在使用华法林、脑卒中前 48h 内使用过肝素、血小板计数＜100 000/mm^3)患者;急性缺血性脑卒中可能伴有蛛网膜下腔出血或癫痫发作者。

瑞替普酶

瑞替普酶为第三代溶血栓药,与纤维蛋白的亲和力是阿替普酶的 1/4,但半衰期从 4min 延长至 15min,主要经肾清除。瑞替普酶可以单剂量静脉注射给药,快速安全,首次 10u 静脉注射 2min 以上,间隔 30min 后再次 10u 静脉注射 2min 以上,主要用于急性心肌梗死和其他脑血管病以外的一些血栓栓塞性疾病。

二、抗血小板药

(一)环氧酶抑制剂

阿司匹林

阿司匹林小剂量可通过抑制环氧酶-1(COX-1)阻断血栓素(TXA$_2$)的合成,从而减少血栓形成,与其他抗血小板药物联用,达到抗血小板的效果。对于不符合溶栓适应证且无禁忌证的缺血性脑卒中患者,应在发病后尽早给予口服阿司匹林 150～300mg/d,急性期后可改为预防剂量 50～150mg/d。

（二）磷酸二酯酶抑制剂

双嘧达莫

双嘧达莫通过激活腺苷酸环化酶（AC），抑制磷酸二酯酶（PDE）的活性，使环磷酸腺苷（cAMP）降解减少、浓度升高等多种途径来抑制血小板的聚集，临床上主要用于血栓栓塞性疾病。口服易吸收，峰时间约75min，半衰期2～3h。由肝脏代谢，主要经肾排出。不良反应有头痛、头晕、呕吐、腹泻、皮疹和瘙痒，罕见心绞痛和肝功能不全。

（三）ADP 受体拮抗剂

氯吡格雷

氯吡格雷是第二代P2Y12受体拮抗剂，选择性抑制ADP与血小板P2Y12受体的结合及抑制ADP介导的糖蛋白GPⅡb/Ⅲa复合物的活化，从而抑制血小板聚集，也可抑制非ADP引起的血小板聚集。对血小板ADP受体的作用是不可逆的。

口服吸收迅速，血浆中蛋白结合率为98%，在肝脏代谢，主要代谢产物无抗血小板聚集作用。

临床用于预防和治疗因血小板高聚集引起的心、脑及其他动脉循环障碍疾病，如近期发作的脑卒中、心肌梗死和确诊的外周动脉疾病。个体差异大，主要是由CYP2C19遗传多态性决定。

常见的不良反应为消化道出血、中性粒细胞减少、腹痛、食欲减退、胃炎、便秘、皮疹等，偶见血小板减少性紫癜。阿司匹林、萘普生、华法林、肝素、溶血栓药、月见草油、姜黄素、辣椒素、黑叶母菊、银杏属、大蒜、丹参等，可增加本品出血风险。奥美拉唑可降低本品血药浓度，增加心血管事件风险。

（四）血小板 GPⅡb/Ⅲa 受体拮抗剂

替罗非班

【体内过程】

在0.01～25μg/mL的浓度范围内，替罗非班与血浆蛋白结合率不高，其结合率与药物浓度无关；人体血浆中不结合部分为35%。以推荐剂量静脉滴注给药，30min后可达高于90%抑制率。停止使用替罗非班，血小板的聚集功能恢复。体内替罗非班的代谢非常有限，血中替罗非班大部分由肾排出。给药量的主要部分经尿排泄，少量经粪便排泄，两者均以原形排泄。在健康人中替罗非班的血浆清除率范围为213～314mL/min。肾清除率占血浆清除率的39%～69%，半衰期为1.4～1.8h。

【药理作用】

GPⅡb/Ⅲa 受体是一种膜结合蛋白,它是各种原因所致血小板聚集的最后共同通路。替罗非班是第一个非肽类血小板 GPⅡb/Ⅲa 受体可逆性拮抗药。其对血小板 GPⅡb/Ⅲa 受体具有高度的选择性和特异性,从而阻断血小板的交联及聚集。通过竞争性抑制纤维蛋白原在血小板间形成间桥,阻止血栓的再形成。

【临床应用】

与肝素联用,适用于不稳定型心绞痛或非 Q 波心肌梗死患者,预防心脏缺血发生,同时也适用于冠脉缺血综合征患者进行冠脉血管成形术或冠脉内斑块切除术,以预防与经治疗冠脉突然闭塞有关的心脏缺血并发症。还可用于治疗急性缺血性脑卒中。

【不良反应】

最常见的不良反应是出血,包括颅内出血、腹膜后出血、心包积血、肺(肺泡)出血和脊柱硬膜外血肿。致死性出血罕见。急性及(或)严重血小板减少可伴有寒战、轻度发热或出血并发症。

三、抗凝血药

抗凝血药可用于防治血管内栓塞或血栓形成的疾病,预防脑卒中或其他血栓性疾病。临床使用频率最高的抗凝血药包括:非肠道用药抗凝血药(如肝素)、香豆素类抗凝血药(如华法林)、直接凝血酶抑制剂、直接 Xa 因子抑制剂(如利伐沙班)等。

(一)非肠道用药抗凝血药

肝素

【体内过程】

肝素为带大量负电荷的大分子,在肠道破坏失活,口服无效,皮下注射吸收缓慢而不规则,常用静脉给药。静注后迅速起效,大部分被网状内皮系统降解清除,少量以原形从尿排泄。肝素的生物半衰期因剂量增加而延长,肺气肿、肺栓塞患者半衰期缩短,肝肾功能严重障碍的患者明显延长。

【药理作用】

1.抗凝血作用　肝素能与抗凝血酶Ⅲ(ATⅢ)赖氨酸结合,使 ATⅢ的活性中心精氨酸暴露,更易与凝血因子结合,可使灭活凝血因子的反应加速 1000 倍,从而加强抗凝作用。肝素激活 ATⅢ后迅速解离,可循环利用,而 ATⅢ可由于长期使用而耗竭。肝素在体内、体外均有强大的抗凝作用。静注后迅速起效,血液凝固时间、凝血酶时间及凝血酶原时间均延长。

2.其他作用　除抗凝作用外,肝素还能抑制血小板聚集,增强蛋白C的活性,刺激血管内皮细胞释放抗凝物质和纤溶物质,促进血管内皮释放脂蛋白脂酶并可作用于补体系统的多个环节,以抑制系统过度激活;抑制血管内皮细胞增生和产生抗炎、抗过敏作用。

【临床应用】

1.血栓栓塞性疾病　肝素可防止血栓的形成和扩大,临床主要用于心肌梗死、肺栓塞、脑血管栓塞、外周静脉血栓形成和心血管手术时栓塞等。对于急性动、静脉血栓形成,肝素可产生快速抗凝作用。

2.弥散性血管内凝血(DIC)　DIC早期以凝血为主,因纤维蛋白原及其他凝血因子耗竭而发生继发性出血,早期静注肝素可防止凝血因子的消耗。

3.其他　体外抗凝,用于输血、体外循环和血液透析等的抗凝。

【不良反应】

肝素的主要不良反应是易引起自发性出血,表现为各种黏膜出血、关节腔积血和伤口出血等,而肝素诱导的血小板减少症是一种药物诱导的血小板减少症,其机制可能是肝素与血小板因子Ⅳ形成复合物,刺激特异性抗体所致。一旦发生,应停药,换用来匹芦定、阿加曲班或达那肝素,由于与低分子量肝素存在交叉反应,而不能换用。偶见过敏反应。长期应用可致脱发、骨质疏松和自发骨折。

【注意事项】

禁用于肾功能不全、血小板功能不全和血小板减少症、活动性肺结核、内脏肿瘤、溃疡、严重高血压、脑出血及亚急性心内膜炎、孕妇、先兆流产,外科手术后及血友病患者,不能与碱性药物合用。

低分子量肝素(LMWH)

临床常用的低分子量肝素有达肝素钠、依诺肝素、洛吉肝素、洛莫肝素、那屈肝素等。低分子量肝素的活性/抗凝血活性的比值为1.5～4.0,而普通肝素为1,保持了肝素的抗血栓作用而降低了出血的危险。具有半衰期长、生物利用度高等优点,广泛用于血栓栓塞性疾病的预防及治疗,其有效性和安全性均优于普通肝素,量效关系明确,可用固定剂量而无须实验室监测调整剂量,应用方便。

【体内过程】

低分子量肝素由于相对分子质量小,组分相对均一,皮下注射吸收比肝素快而规则,药动学特征更具可预见性,生物利用度90%,半衰期长于肝素,约4h。

【药理作用】

由于低分子量肝素相对分子质量小，与 AT Ⅲ 形成复合物后，与 Ⅹa 结合选择性高，因而选择性抑制 Ⅹa 活性，而对 Ⅱa 及其他凝血因子作用较弱，不影响已形成的凝血酶，残存的凝血酶足以保证初级止血功能，所以抗血栓作用强，抗凝作用弱。

【临床应用】

临床主要用于高危患者的静脉血栓栓塞的预防，治疗静脉血栓形成、肺动脉栓塞、不稳定型心绞痛血栓形成。

【不良反应】

血小板减少症和出血的发生率低于肝素，肾功能不良患者仍需要监测活化部分凝血激酶时间（APTT），严重出血可用鱼精蛋白对抗。骨质疏松发生率低于肝素。

（二）香豆素类抗凝血药

华法林

【体内过程】

华法林体外抗凝无效，水溶性好，口服经胃肠道迅速吸收，且吸收完全，较少经过肝首关效应，生物利用度达 100%，健康人口服 1.5h 血药浓度达高峰。华法林进入血液主要与白蛋白结合，血浆蛋白结合率为 99.4%，在肝中蓄积。华法林几乎全部通过肝代谢，经 CYP2C9 羟基化，半衰期为 36~42h，代谢产物仍具有微弱抗凝活性。华法林主要经肾排出体外，很少进入胆汁，极少部分以原形经尿液排出。

【药理作用】

华法林为香豆素类抗凝血药，通过抑制肝维生素 K 环氧化物还原酶，使无活性的氧化型维生素 K(KO) 无法转化为有活性的还原型维生素 K(KH2)，阻断维生素 K 的循环利用，干扰维生素 K 依赖性凝血因子 Ⅱ、Ⅶ.Ⅸ、Ⅹ 及抗凝蛋白 C、抗凝蛋白 S 的合成，阻碍凝血因子氨基末端谷氨酸残基的 γ 羧化作用，使凝血因子停留在无活性的前体阶段而达到抗凝目的。华法林对已形成的凝血因子无抗凝作用，因此，抗凝作用起效缓慢，一般于口服后 12h 发挥抗凝作用，2~3d 达到最大抗凝效应，作用持续 5d。

【临床应用】

防治血栓栓塞性疾病，可防止血栓形成与发展，如治疗血栓栓塞性静脉炎，降低肺栓塞的发病率和病死率，减少外科大手术、风湿性心脏病、髋关节固定术、人工置换心脏瓣膜手术等的静脉血栓形成发生率，亦可用于心肌梗死的辅助用药。仅口服有效，奏效慢而持久，对需长期维持抗凝者才选用本品，需要迅速抗凝时，应选用肝素,或在肝素治疗基础上加用本品。

【禁忌证】

肝、肾功能损害,严重高血压,凝血功能障碍伴有出血倾向,活动性溃疡,外伤,先兆流产和近期手术者禁用。妊娠期亦禁用。

【不良反应】

过量易致出血,早期表现有斑痕、紫癜、牙龈出血、鼻出血、伤口出血经久不愈及月经量过多等。出血可发生在任何部位,特别是泌尿道和消化道。肠壁血肿可致亚急性肠梗阻,也可见硬膜下颅内血肿和穿刺部位血肿。偶见恶心、呕吐、腹泻、瘙痒性皮疹、过敏反应及皮肤坏死。大量口服时,可见双侧乳房坏死、微血管病或溶血性贫血以及大范围皮肤坏疽。

(三)直接凝血酶抑制剂

凝血酶是一种细胞外胰岛素样丝氨酸蛋白酶,既能使纤维蛋白原裂解成为纤维蛋白,后者参与构成不溶性血栓基质,又能诱导血小板活化和聚集,进而引发一系列次级凝血级联反应。

达比加群酯

达比加群酯是一种合成的、可逆的直接凝血酶抑制剂。

【体内过程】

口服后在胃肠内迅速吸收,30min～2h 达到峰浓度,餐后服用延迟 2h。高脂、高糖饮食会延迟达比加群酯的吸收,但峰浓度值及药—时曲线下面积(AUC)不受影响。主要经肾排泄,极少量经肝 CYP 酶系统代谢。半衰期 14～17h,多次给药 3d 后血药浓度达稳态,生物利用度约为 6.5%。酸性环境有助于达比加群酯溶解吸收,pH＞4.0 时几乎不溶,故其胶囊制剂为酒石酸颗粒。

【药理作用】

达比加群酯进入体内后先在非特异性酯酶作用下水解为 BIBR1087SE 和 BIBR951CL两个中间体,再进一步水解为达比加群,达比加群与葡萄糖醛酸共价结合为葡萄糖醛酸苷发挥药理作用。达比加群可同时抑制游离的凝血酶和与纤维蛋白绑定的凝血酶,阻止纤维蛋白原裂解和凝血酶介导的血小板聚集,从而发挥抗凝作用。

【不良反应】

出血是其主要不良反应,发生出血后立即停药可避免出血加重。严重大出血时可考虑透析治疗,口服药用炭或药用炭血液灌流可能有效。其他常见不良反应有恶心、呕吐、便秘、发热等,罕见低血压、失眠、水肿、贫血、眩晕、腹泻、疱疹、头痛、尿潴留、继发性血肿、消化不良和心动过速等。

阿 加 曲 班

【体内过程】

阿加曲班经静脉给药后,表观分布容积为 174mL/kg,血浆蛋白结合率为 54%,主要是经过肝代谢,3-甲基四氢喹啉的羟基化和芳香化。半衰期 39～52min,主要通过胆汁从粪便排出体外。原形经尿和粪便的排泄量分别为 16% 和 14%。

【药理作用】

阿加曲班是一种凝血酶抑制剂,可逆地与凝血酶活性位点结合,对凝血酶具有高度选择性。治疗浓度,阿加曲班对相关的丝氨酸蛋白酶(胰蛋白酶,因子 Ⅹa,血浆酶和激肽释放酶)几乎没有影响。阿加曲班对游离的及与血凝块相连的凝血酶均具有抑制作用。

【临床应用】

用于发病 48h 内的缺血性脑卒中急性期病人的神经症状(运动麻痹)、日常活动(步行、起立、坐位保持、饮食)的改善。

【不良反应与禁忌证】

可导致出血性脑卒中、脑出血、消化道出血,可见休克、过敏性休克、荨麻疹、血压降低、呼吸困难等,应密切观察。禁用于颅内出血、出血性脑卒中、血小板减少性紫癜、血管功能异常导致的出血倾向、血友病及其他凝血障碍、月经期间、手术期间、消化道出血、尿路出血、咯血、流产分娩后伴生殖器官出血的孕产妇等。脑栓塞或伴有严重意识障碍的严重梗死患者及对本品成分过敏的患者亦禁用。

(四)直接 Ⅹa 因子抑制剂

利 伐 沙 班

【体内过程】

利伐沙班口服绝对生物利用度高,接近 100%。起效迅速,给药后 2.5～4h 达到血药峰浓度。接近 90% 的药物在血浆中以原形存在,通过肝 CYP3A 和 CYP2J2 代谢。半衰期 5.7～9.2h,主要经肾和胆汁排泄。

【药理作用】

利伐沙班是直接、高度选择性和竞争性的 Ⅹa 因子抑制剂,可抑制游离和纤维蛋白结合的 Ⅹa 因子活性以及凝血酶原活性,剂量依赖性的延长活化部分凝血活酶时间和凝血酶原时间。利伐沙班对凝血酶没有直接作用,但是通过抑制 Ⅹa 因子活性阻碍凝血酶的形成,继而阻碍纤维蛋白的形成,最终抑制血栓的形成和扩大。利伐沙班可通过抑制 Ⅹa 因子活性间接抑制血小板聚集。

【临床应用】

1.择期髋关节或膝关节置换手术成年患者，以预防深静脉血栓形成（OVT）。

2.治疗成人深静脉血栓形成，降低急性 DVT 后 DVT 复发和肺栓塞（PE）的风险。

3.充血性心力衰竭、高血压、年龄≥75 岁、糖尿病、脑卒中或短暂性脑缺血发作病史的非瓣膜性房颤成年患者，以降低脑卒中和全身性栓塞的风险。

【不良反应】

利伐沙班不良反应较少，患者耐受良好。与其他抗凝血药一样，也会引起出血，因通过肝代谢，对肝功能有一定影响。

阿哌沙班

【体内过程】

阿哌沙班吸收迅速，口服后 3～4h 达血药浓度峰值，半衰期大约 12h。剂量达 10mg 时，生物利用度约 50%，血浆蛋白结合率约为 87%。主要通过 CYP3A4/5 进行代谢，可通过肾、胆汁以及消化道直接排泄。

【药理作用】

阿哌沙班是一种口服的 FXa 强效、可逆、直接且高度选择性的活性部位抑制剂，可以抑制游离以及与血凝块结合的 FXa，并由此抑制凝血酶活性。不直接影响血小板聚集，但可间接抑制由凝血酶诱导的血小板聚集。通过抑制 FXa，阿哌沙班可以抑制凝血酶的产生，预防血栓形成。

【临床应用】

用于髋关节或膝关节择期置换术的成年患者，预防静脉血栓栓塞发生，并推荐阿哌沙班用于非瓣膜性心房颤动（NVAF）患者预防缺血性卒中和体循环栓塞。

【不良反应】

常见的不良反应包括贫血、出血及恶心。

四、降纤药

降纤酶

自 Konig 和 Klobusiltz 在 1936 年首次从矛头蝮蛇蛇毒中提取部分纯化的类凝血酶开始，目前已发现 30 余种蛇毒酶类，包括类凝血酶、纤溶酶、水解蛋白酶、精氨酸酶、磷酸二酯酶等。临床应用广泛的是类凝血酶（TLE），如安克洛酶、巴曲酶、东菱克栓酶等。

【药理作用】

1.抑制梗死灶周围小血管内血栓形成或溶解微血管内血栓。TLE 在人体内不激活凝血因子Ⅻ,而是先裂解血纤维蛋白原 α 链 N 端 16 肽(FPA),让血纤维蛋白首尾相连,进而使 β 链 N 端 14 肽(FPB)裂解,使血纤维蛋白分子间以肽键的形式侧向聚合交联,最后形成不可溶的血纤维蛋白。而这种纤维蛋白易被天然网状内皮系统或被正常纤溶系统清除,因而导致胞质中纤维蛋白原浓度显著下降。

2.降解纤维蛋白原(FIB),抑制血小板黏附和聚集,降低血液黏度,改善脑血流状况。

3.保护脑缺血的血管内皮细胞及血脑屏障。

【临床应用】

①急性脑梗死,包括脑血栓、脑栓塞、短暂性脑缺血发作(TIA),以及脑梗死再复发的预防。②心肌梗死、不稳定性心绞痛以及心肌梗死再复发的预防。③四肢血管病,包括股动脉栓塞、血栓闭塞性脉管炎、雷诺病。④血液呈高黏状态、高凝状态、血栓前状态。⑤突发性耳聋。⑥肺栓塞。

一般认为应在发病后 3～6h 内进行降纤溶栓治疗。据国外报道,在脑缺血早期遵守适应证的情况下,脑缺血发病后 6～24h 采取降纤酶治疗,依然可以得到较高的血管再通率和较满意的恢复效果。

【不良反应】

可见过敏反应如荨麻疹、高热反应、皮肤试验阳性、肝功能损害、皮下血肿、血小板减少性紫癜、切口大出血、动脉栓塞;还可引起皮肤潮红、发痒、皮疹,频发期前收缩、胸闷、心悸,过敏性休克等。

巴曲酶

【体内过程】

健康成人静滴本品 10BU,隔日 1 次,共 3 次,测定半衰期:首次给药半衰期为 5.9h,第 2 次给药半衰期为 3.0h,第 3 次给药半衰期为 2.8h。在肝、肾中分布较高,给药 24h 后大部分由尿中排出,少量由粪便中排出。

【药理作用】

巴曲酶由矛头蝮蛇蛇毒经生物工程提纯、精制而得。具有分解血纤维蛋白原、抑制血栓形成作用,能诱发 TPA 的释放,增强 TPA 的作用,促进纤维蛋白溶酶的生成,减少 α_2-P1 和 PAI,溶解血栓的作用,并具有降低血黏度,抑制红细胞凝集、沉降、增强红细胞的血管通过性及变形能力,降低血管阻力以及改善微循环等作用。

【临床应用】

主要用于急性缺血性脑血管疾病、突发性耳聋、伴随有缺血性症状的慢性动脉闭塞症(闭塞性血栓脉管炎、闭塞性动脉硬化症)及振动病患者的末梢循环障碍。

【不良反应】

少数患者有轻度不良反应。主要表现为注射部位出血、创面出血、大便潜血，偶见消化道出血、血尿、紫癜等；可见发热、头痛、头晕、头胀、耳鸣、胸痛、恶心、呕吐、皮疹等反应；偶见 AST、ALT 值上升。

安克洛酶

安克洛酶又称蛇毒抗凝酶，由马来西亚红口蝮蛇蛇毒中分离而得。有效成分是具有抗凝作用的一种氨基酸酯酶。它不能将不溶性纤维蛋白原转变为可溶性纤维蛋白原，而是将纤维蛋白原裂解成为一种不稳定的纤维蛋白微粒，后者可经过生理性纤溶或吞噬，使它从血液中迅速消失。可用于治疗静脉血栓形成及预防除去血凝块后血栓的再形成。

五、神经保护药物

主要神经保护药的临床研究结果显示，依达拉奉是一种抗氧化剂和自由基清除剂，国内外多个随机双盲安慰剂对照试验提示依达拉奉能改善急性脑卒中神经功能缺损症状，且安全性良好。胞磷胆碱是一种细胞膜稳定剂，几项随机双盲安慰剂对照试验对其在脑卒中急性期的疗效进行了评价。单个试验都显示差异无统计学意义，但 meta 分析(4 个试验共 1372 例患者)提示，脑卒中后 24h 内口服胞磷胆碱的患者 3 个月全面功能恢复的可能性显著高于安慰剂组，安全性与安慰剂组相似。他汀类药物除具有降低低密度脂蛋白胆固醇的作用外，还具有神经保护等作用。

依达拉奉

【体内过程】

依达拉奉脂溶性高，相对分子质量小，易通过血脑屏障。静脉注射后半衰期为 2~3h，血浆白蛋白结合率为 89%~91%。在血浆中的代谢物为硫酸络合物、葡萄糖醛酸络合物，而在尿中的主要代谢物为葡萄糖醛酸络合物、硫酸络合物。血浆清除率为 0.1L/min。

【药理作用】

依达拉奉是一种脑保护剂(自由基清除剂)，可清除自由基，抑制脂质过氧化，从而抑制脑细胞、血管内皮细胞、神经细胞的氧化损伤。

【临床应用】

用于改善急性脑卒中所致的神经症状、日常生活活动能力和功能障碍。

【不良反应】

不良反应报道较少，主要包括头痛、皮疹、恶心、呕吐、黄疸等，偶见急性肾衰竭、失眠、心律失常等不良反应。

【药物相互作用】

与头孢唑啉、哌拉西林、头孢替安等合用时，有致肾衰竭加重的可能，与这些药合并应用时需进行肾功能检测。

胞磷胆碱

【体内过程】

胞磷胆碱为核苷衍生物，口服 3h 后血药浓度达峰值，能被脑细胞主动摄取，大部分经尿排出。

【药理作用】

胞磷胆碱是合成卵磷脂的辅酶，通过促进卵磷脂的合成参与脑细胞代谢，改善脑组织功能。可兴奋锥体束，抑制锥体外系，增强脑干网状结构上行激动系统的功能，有改善运动障碍和催醒作用。另外，能降低血管阻力，增加脑血流量。

【临床应用】

用于缺血性脑卒中，急性颅脑外伤，颅脑手术后意识障碍及一氧化碳中毒，脑血管病亚急性期和恢复期，帕金森病，迟发性运动障碍，神经性耳鸣、耳聋及顽固性呕吐等。

【不良反应】

偶尔出现休克，如有血压下降、胸闷、呼吸困难等症状。有时出现失眠、皮疹，偶尔出现头痛、兴奋、痉挛等症状。少见恶心、肝功能异常、热感。罕见食欲缺乏、一过性复视、一过性血压波动及倦怠。

阿托伐他汀

【体内过程】

阿托伐他汀口服吸收迅速，1～2h 后达到血药浓度峰值，生物利用度为 14%。主要在肝由 CYP3A4 代谢，代谢产物具有药理活性。阿托伐他汀及其代谢产物由胆汁随粪便排出体外。

【药理作用】

阿托伐他汀结构与 3-羟甲基戊二酸单酰 CoA（HMG-CoA）相似，可竞争性抑制 HMG-CoA 还原酶，导致肝合成 apoB-100 减少，从而使极低密度脂蛋白合成减少;此外,阿托伐他汀还可代偿性增加肝细胞膜上低密度脂蛋白受体的数量和活性及低密度脂蛋白与其受体的亲和力,促进血浆中低密度脂蛋白摄取,经低密度脂蛋白受体途径代谢为胆汁酸而排出体外,使血浆中低密度脂蛋白胆固醇、高密度脂蛋白胆固醇和甘油三酯进一步下降。阿托伐他汀还可提高血管平滑肌对扩张血管物质的反应性,抑制血管平滑肌细胞增殖、迁移,促进血管平滑肌细胞凋亡,减少动脉壁泡沫细胞形成,抑制巨噬细胞和单核细胞黏附和分泌,抑制血小板聚集等。

【临床应用】

可用于防治缺血性脑卒中及心肌缺血。另外,阿托伐他汀也用于治疗高血压、2 型糖尿病、心力衰竭等疾病。

【不良反应】

常见不良反应为便秘、胃肠胀气、消化不良和腹痛,通常在继续用药后缓解。可出现一过性转氨酶升高,以及血清磷酸肌酸激酶(CPK)升高。

【药物相互作用】

阿托伐他汀主要由肝的 CYP3A4 代谢,不宜与克拉霉素等抑制 CYP3A4 活性药物同时应用;环孢素、替拉那韦、利托那韦等蛋白酶抑制剂能够增加阿托伐他汀血药浓度,应避免合用;依曲康唑可使阿托伐他汀血药浓度升高,联用应谨慎。

辛伐他汀

辛伐他汀的药理作用与阿托伐他汀相似,用于防治缺血性脑卒中及心肌缺血。辛伐他汀口服生物利用度小于 5%。13% 药物经尿排出体外,60% 经粪便代谢。口服 4h 后达到最大血浆药物浓度。并且辛伐他汀能够透过血脑屏障。

六、扩充血容量药

脑卒中后早期血液稀释疗法有降低肺栓塞和下肢深静脉血栓形成的趋势,但对近期或远期病死率及神经功能均无显著影响。

右旋糖酐

右旋糖酐是葡萄糖的聚合物,依据葡萄糖的分子数目不同,分为中相对分子质量(75 000)、低相对分子质量(20 000～40 000)及小相对分子质量右旋糖酐(10 000)。

【药理作用】

低分子右旋糖酐能够提高血浆胶体渗透压,从组织中吸收水分,保持血液循环内水分,从而维持血液的渗透压和增加循环血容量,具有扩容、解聚、利尿作用。

【临床应用】

主要用于低血容量性休克,包括急性失血、创伤和烧伤性休克。也用于防治缺血性脑卒中、心肌梗死、心绞痛、血栓闭塞性脉管炎和视网膜动脉血栓形成。

七、其他药物

丁苯酞

丁苯酞,又名芹菜甲素,是从芹菜种子油中分离的有效成分。临床试验显示,丁苯酞治疗神经功能缺损和生活能力评分均较安慰剂对照组显著改善。

丁苯酞能抑制缺血性脑卒中引起的乳酸升高及腺苷三磷酸和磷酸肌酸降低,可改善脑能量代谢。丁苯酞可逆转脑缺血期线粒体膜流动性降低,并使线粒体膜电位恢复正常,改善缺血性脑卒中引起的线粒体肿胀和空泡化。丁苯酞降低脑缺血区的中性粒细胞数目,抑制缺血区细胞间黏附分子-1 和 TNF-α 表达。

人尿激肽原酶

人尿激肽原酶为组织型激肽原酶,可裂解激肽原,产生激肽。激肽与激肽受体结合可发挥脑保护作用。

【药理作用与应用】

1.改善脑缺血   人尿激肽原酶是一种丝氨酸蛋白水解酶,可催化激肽原释放具有舒张血管效应的激肽,从而扩张缺血脑组织微血管,改善局部脑血流量,保护缺血半暗带组织。

2.神经保护作用   人尿激肽原酶通过抑制神经细胞凋亡,促进缺血性脑卒中后神经干细胞增殖、迁移,并分化为成熟神经元,从而起到神经修复作用。

3.增强纤溶活性   抑制血小板聚集作用。

4.抗氧化作用   能抑制缺血性脑卒中所致的自由基增多。

5.改善血管内皮功能。

6.抗炎作用   人尿激肽原酶通过抑制单核细胞趋化因子蛋白水平升高和单核/巨噬细胞在缺血区聚集,减轻缺血性脑卒中所致的炎症反应。

【不良反应】

不良反应有心悸、恶心、呕吐、血压下降、腹痛等,减慢给药速度可消失,无肝、肾损害作用。

第九章　抗菌药

第一节　概述

1929 年，弗莱明偶然发现生长于营养琼脂平皿中的葡萄球菌在污染的点青霉附近被抑制，后来证明这种点青霉的培养物滤液对革兰阳性球菌具有很强的抗菌活性，外用对金黄色葡萄球菌感染有效。当时弗来明命名此点青霉滤液为青霉素，但未对它做进一步深入研究。1938 年 Florey 与 Chain 对微生物产生的抗微生物物质进行深入系统研究，开始重新研究青霉素的抗感染作用。1940 年分离提纯青霉素成功，并在感染小鼠与人体内均证明有明显的抗感染治疗作用。因此青霉素作为一种全身应用的化学治疗药物是 Florey 与 Chain 联合研制成功的，并由此开创了抗生素治疗的新纪元。

从 20 世纪 40 年代到 50 年代，由土壤中分离得到多种抗生素产生菌，研制成功了许多有临床应用价值的抗生素如链霉素（1944）、氯霉素（1947）、多黏菌素（1947）、金霉素（1948）、土霉素（1950）、红霉素（1952）、卡那霉素（1957）、利福霉素（1957）等。其中除多黏菌素的产生菌为多黏杆菌外，其余均从各种链霉菌中分离得到。60 年代以后，筛选获得的天然抗生素主要类别为氨基糖苷类抗生素，其中链霉菌产生的品种如妥布霉素、核糖霉素等，小单孢菌产生的品种有庆大霉素、西索米星、小诺米星等。

1959 年，英国 Beecham 公司研究组成功地从青霉素发酵液中分离出青霉素母核（6-氨基青霉烷酸，6-APA），为半合成青霉素的研究打下了基础。

20 世纪 50 年代初期，临床上出现了产青霉素酶的耐药金黄色葡萄球菌，引起了人们的关注。Newton 与 Abraham 于 1953 年发现对青霉素酶稳定的头孢菌素 C，但当时因其抗菌作用弱，临床应用价值不大而被搁置。自 60 年代初期开始，在青霉素母核 6 位氨基连接不同的侧链，获得了一系列半合成青霉素，不但扩大了青霉素的抗菌谱还增加了对酶和酸的稳定性。此后的 20 多年，相继问世并用于临床的半合成青霉素已有几十种。半合成青霉素的开发成功启发了人们对头孢菌素 C

的结构改造,由此成功开发出一系列头孢菌素。其他如氨基糖苷类、四环素类、利福霉素类、林可霉素类结构改造等也取得了不少进展。

自 20 世纪 60 年代以来,半合成抗生素已成为寻找新的抗生素的主要途径,其中尤以 β-内酰胺类抗生素的结构改造所获得的成效最为突出,使抗生素的研究开发进入了一个以研制半合成抗生素为主要方向的新时代。半合成抗生素一般都保留母体抗生素的主要特点,并在不同程度上克服了母体的缺点,使半合成产品获得一种或数种新特点,如扩大抗菌谱,提高抗菌效力,耐酶,对产酶耐药金黄色葡萄球菌有效,改变临床药理特点等。

半合成 β-内酰胺类抗生素新品种包括半合成青霉素类、半合成头孢菌素类及新型 β-内酰胺类等,在不同程度上解决了青霉素不耐酸、不能口服、抗菌谱窄、不耐酶、对耐药金黄色葡萄球菌无效等缺点,也克服了头孢菌素 C 抗菌作用弱、对革兰阴性杆菌产生的 β-内酰胺酶不稳定和抗菌谱不够广等弱点,先后成功开发了耐酶青霉素,第一代、第二代、第三代和第四代头孢菌素,使 β-内酰胺类半合成抗生素成为临床控制感染性疾病非常重要的一类抗生素。

20 世纪 80 年代后期至 90 年代,抗菌药物的研究开发以 β-内酰胺类和喹诺酮类进展最为明显。β-内酰胺类抗生素以头孢烯类和碳青霉烯类为重点开发对象。β-内酰胺酶抑制剂与青霉素类或头孢菌素类某些品种联合制剂的上市对临床也有重要意义。

自 20 世纪 90 年代后期以来,不少国家和地区都从临床分离到对万古霉素敏感度下降的金黄色葡萄球菌。2002 年,美国报道从 2 例感染病人中分离到对万古霉素耐药的金黄色葡萄球菌(VRSA),而且欧、美各地报道,万古霉素耐药肠球菌(VRE)的检出率也不断增高。同时由于超广谱抗生素在临床广泛应用,细菌对第三代头孢菌素耐药率已明显升高,对碳青霉烯类抗生素耐药的铜绿假单胞菌和鲍曼不动杆菌各地临床均有发现,因而非发酵革兰阴性杆菌对碳青霉烯类抗生素耐药率的增长更是一个严重的问题。而对甲氧西林耐药的金黄色葡萄球菌(MRSA)的感染、肠球菌感染和对青霉素耐药肺炎链球菌(PRSP)感染也是临床上较为棘手的问题。

自 20 世纪 90 年代后期以来,抗菌药物的研究开发重点为:①开发新的广谱抗菌药物,包括新的氟喹诺酮类、新的碳青霉烯类、头孢烯类和青霉烯类抗生素,希望开发出的新品种抗菌谱更广,抗革兰阳性球菌、铜绿假单胞菌和厌氧菌的抗菌作用更强。②开发新的抗耐药革兰阳性球菌抗菌药物,主要针对 MRSA、VRSA、VRE 和 PRSP,尤以抗 MRSA 为主要目标。③开发新的 β-内酰胺酶抑制剂,细菌外排泵抑制剂等,针对细菌耐药机制开发新品种。以上几方面的开发研究均取得了进展,尤以抗耐药革兰阳性球菌药物的进展更为明显。

　　1.开发新的抗耐药革兰阳性球菌抗菌药物

　　(1)新型抗革兰阳性球菌抗菌药物已上市的有以下3个类型:①噁唑酮类:利奈唑胺。②链阳菌素类:奎奴普丁与达福普汀的复合制剂——奎奴普丁/达福普汀(RP59500),以上两个品种对MRSA的抗菌活性与万古霉素相似,对VRSA,VRE与PRSP也有较好的抗菌作用。③酮内酯类:替利霉素,本品对PRSP有很强的抗菌活性,对大环内酯类和喹诺酮类耐药的肺炎链球菌及其他链球菌均有强大的抗菌作用,对非典型致病原、流感嗜血杆菌及卡他莫拉菌都有较好的作用,但对MRSA与VRE无效。

　　(2)正在开发研究中的抗MRSA品种(有的已进入Ⅲ期临床试验或已上市):①脂糖肽类:雷莫拉宁。②酮内酯类新品种:ABT773;③链阳菌素类新品种:XRP2868。④头孢菌素类新品种:S-35781,BAL914,TAK-599等。⑤碳青霉烯类新品种:J-44870。

　　(3)已上市抗菌药物中具有抗MRSA作用或有部分作用的药物:①具有抗MRSA作用的药物:阿贝卡星,夫西地酸。②具有不同程度抗MRSA作用的药物可与抗MRSA药物联合使用:利福平,莫西沙星,妥布霉素,依替米星,氟氧头孢等。

　　2.开发新的广谱抗菌药物

　　(1)开发新的氟喹诺酮类抗菌药物:20世纪90年代以来氟喹诺酮类的开发研究进入第四代,该类药物的特点为:①抗菌谱广,包括革兰阳性球菌、厌氧菌和某些革兰阴性杆菌等。②抗菌作用增强,提高了组织通透性,加强了细胞内抗菌活性,特别是呼吸道致病菌,包括肺炎衣原体、肺炎支原体、嗜肺军团菌等。③半衰期延长,可以每日1次给药,其中尤以莫西沙星和左氧氟沙星评价较高。

　　(2)碳青霉烯类新品种:新品种对产AmpC酶、产ESBLs酶或两酶并存的耐药革兰阴性杆菌的抗菌活性与亚胺培南相似或有所增强。

　　(3)β-内酰胺酶抑制剂:新的β-内酰胺酶抑制剂作用超过现有的β-内酰胺酶抑制剂如克拉维酸、舒巴坦和三唑巴坦,对各种类型β-内酰胺酶有特异强效抑制作用。

　　(4)外排泵抑制剂:1999年,Renau等报道已研制出一系列外排泵抑制剂(EPI),其中主要的品种为MC-04124。该品种具有增强左氧氟沙星抗铜绿假单胞菌的作用,能使左氧氟沙星抗该菌的活性增强8倍。

第二节　抗菌药物的药代动力学

任何抗菌药物经口服、肌内注射后进入体,经历包括吸收、分布、代谢和排泄的体内过程,静脉给药者可以直接进入血液循环。

一、抗菌药物的体内过程

1.吸收　药物的吸收包括吸收速率和吸收程度,不同的抗菌药物其吸收速率和吸收程度各不相同,口服及肌内注射均有吸收过程。有些抗菌药物吸收不完全或吸收很差,不能达到血中有效浓度,如头孢菌素类口服吸收较少、青霉素类大多可被胃酸破坏。氨基糖苷类、多黏菌素类、万古霉素类亦吸收甚少或不吸收。但某些抗菌药物口服吸收迅速而完全如 SMZ-TMP(磺胺甲噁唑—甲氧苄啶)、阿莫西林、氯霉素、多西环素、克林霉素、利福平、异烟肼、甲硝唑以及某些喹诺酮类,以上药物口服后可吸收给药量 80% 以上。

2.分布　抗菌药物进入血液后,一部分呈游离状态,一部分与血浆蛋白呈疏松结合。游离部分抗生素可进入组织和体液,随着进入组织和体液的药物浓度下降,结合部分可释出游离药物,游离的药物与结合的药物处于一种动态平衡状态,每种抗菌药物具有不同的蛋白结合率,可以认为药物结合的一部分是药物在体内的一种贮存形式,但当蛋白结合率过高(若超过 80%)将显著影响感染组织中抗菌药物的浓度,因而影响疗效。

多数情况下抗菌药物在血液丰富的组织,如肝、肾、肺组织浓度较高,而在血液供应较差的脂肪、骨等组织和器官中浓度较低。某些生理屏障的存在,如血脑屏障也将影响药物在脑脊液中的浓度,使多数药物在脑脊液中的浓度较低。当脑膜有炎症时,生理屏障功能降低,如青霉素、磺胺嘧啶等药物进入脑脊液的浓度较高。骨组织中的克林霉素、林可霉素和氟喹诺酮类的浓度较高。碱性脂溶性药物较易进入前列腺组织,如红霉素等大环内酯类、磺胺类、甲氧苄啶(TMP),氟喹诺酮类及四环素类药物在前列腺液和组织中大多可达有效浓度。多数抗菌药物通过血液循环后在眼内组织的浓度较低,因此眼内感染常局部给药。氨基糖苷类、氯霉素、四环素、磺胺类可进入胎儿循环,孕妇应注意避免使用上述药物对胎儿产生不良影响。药物在血和其他体液、组织中达到抑制细菌生长或杀灭细菌的浓度时,即认为已达到有效药物浓度;组织、体液中的药物浓度又与血药浓度呈平行关系。

3.代谢　部分抗菌药物在肝内代谢,如头孢噻吩、头孢噻肟、磺胺类、氯霉素、红霉素、利福平等可在肝内部分代谢和清除;部分抗菌药物在人体内未经变化即从肾和其他器官消除,如氨基糖苷类和大部分头孢菌素类。抗菌药物的代谢物可与药物的原形同时自肾排出体外或自肝胆系统排泄。

4.排泄　大部分抗菌药物主要经肾排泄。青霉素类和头孢菌素类多数品种自肾排出,尿药浓度可达血药浓度的数十倍。抗菌药物在胆汁中的浓度随不同药物而异,大环内酯类(如红霉素等)、林可霉素、克林霉素、氨苄西林、头孢曲松、利福平和四环素等较高,可达血中浓度的数倍和数十倍;青霉素类、氨基糖苷类则较低;氯霉素、万古霉素、多黏菌素 B 等在胆汁中的浓度也较低,仅为血药浓度的 $25\%\sim50\%$。抗菌药物在粪便中的浓度一般较低,有肝肠循环的抗生素如四环素、红霉素、利福平随粪便排泄较多。氨基糖苷类、大部分青霉素类和头孢菌素类、磺胺类等可经血液透析或腹膜透析而被清除,因此应用上述药物时需在透析后加量。氯霉素、四环素类、林可霉素、克林霉素、万古霉素等则不受血液和腹膜透析的影响。

二、抗菌药物的体内过程对临床用药的指导意义

1.无论何种途径给药,采用常规剂量治疗各种感染时,在血液和血液供应丰富的组织和体液中,各种抗菌药物均可达到有效浓度,但在一些特殊部位(如脑组织、骨组织等)较难达到有效浓度,根据病原菌对抗菌药物敏感情况,分别选用在该组织或体液中分布良好的抗菌药物。

2.口服吸收良好的药物可用于治疗敏感菌所致的轻、中度感染,但在严重感染时,仍需利用静脉给药以保证疗效。

3.抗菌药物尽量避免局部应用,一般情况下药物在体液中均能达到有效浓度,仅在严重的细菌性和真菌性脑膜炎时辅以鞘内给药。

4.喹诺酮类、氨基糖苷类、四环素类药物易通过胎盘屏障,并可能对胎儿造成损害,妊娠期不宜使用。

三、细菌药敏试验对临床用药的指导意义

在制订抗菌药物给药方案时,通常以抗菌药物对致病菌的最低抑菌浓度(MIC)和血药浓度的关系作为主要依据。MIC 值低则表明细菌对该药敏感,MIC 值高则提示细菌对药物敏感性差或耐药。一般而言,抗菌药物的组织体液浓度常为血药浓度的 $1/10\sim1/2$,因此为使感染灶内药物浓度达有效抑菌或杀菌水平,血药浓度应为 MIC 的 $2\sim10$ 倍。通常各种抗菌药常规剂量下的血药浓度是已知的,而药物对细菌的 MIC 则各不相同,因此需根据药敏试验结果(即 MIC 值)选用相

应的抗菌药物,保证疗效。抗生素后效应(PAE)也是在制订给药方案时须综合考虑的重要指标之一。某些抗生素或抗菌药物作用于细菌一定时间,去除抗菌药后,对细菌的生长抑制作用仍可维持一段时间,此即为抗生素后效应。新大环内酯类抗菌药均有较长的 PAE,因此可根据 PAE 的时间延长给药间期。

四、治疗药物监测对临床用药的指导意义

治疗药物监测(TDM)通过测定患者治疗用药后的血药浓度,根据药动学原理拟定个体化给药方案,以提高疗效和降低不良反应,达到有效和安全用药的目的。

常用的需要进行 TDM 的抗菌药物有:

1.药物毒性大,其治疗浓度与中毒浓度接近者　如氨基糖苷类和万古霉素类,包括庆大霉素、妥布霉素、阿米卡星、奈替米星。

2.肾功能减退时易发生毒性反应者　如磺胺甲噁唑、甲氧苄啶等。

3.新生儿使用时易发生严重毒性反应者　如氯霉素。

4.某些特殊部位的感染　确定感染部位是否达到有效药物浓度,或浓度过高有可能导致毒性反应发生,如测定青霉素在脑脊液中的浓度。

第三节　抗菌药物的作用机制和耐药性

一、抗菌药物的作用机制

抗菌药物对病原微生物具有较高的毒性作用,而对患者不造成伤害,了解并研究药物的选择毒性机制,对于临床合理应用抗菌药物、新抗菌药物的开发和细菌耐药性的研究有重要意义。

抗菌药物根据作用靶位的不同,其作用机制分为:①干扰细胞壁的合成,使细菌不能生长繁殖。②影响细菌细胞膜通透性,破坏其屏障作用。③影响细菌细胞的蛋白质合成,使细菌丧失生长繁殖的物质基础。④影响核酸和叶酸的代谢,干扰DNA 的复制。

(一)干扰细胞壁的合成

细菌都具有细胞壁,而哺乳动物细胞则无细胞壁,革兰阳性菌和革兰阴性菌的细胞壁组成成分不同,革兰阳性菌的细胞壁黏肽层厚而致密,革兰阴性菌的细胞壁黏肽层薄而疏松,β-内酰胺类、万古霉素、磷霉素、环丝氨酸通过抑制细菌细胞壁的合成而发挥抗菌作用。

（二）影响细菌胞质膜通透性

细菌的胞质膜位于细胞壁内侧，具有物质转运、生物合成、分泌和呼吸等功能。胞质膜由脂双层和镶嵌于其中的蛋白质组成。影响胞质膜通透性的抗生素包括多烯类抗真菌药（两性霉素 B 等）和多黏菌素类。多黏菌素类药物中的亲水基团可与细胞膜中磷脂的磷酸基形成复合物，干扰膜的生物学功能，因革兰阴性菌含有较多的膜磷脂，故主要对革兰阴性菌有效。

（三）抑制蛋白质的合成

与哺乳动物细胞的核糖体不同，细菌核糖体为 70S，由 30S 和 50S 亚基组成，某些抗生素对细菌核糖体有高度选择性，从而抑制蛋白质合成，产生抑菌和杀菌作用，其中氯霉素、林可霉素类和大环内酯类抗生素作用于 50S 亚基，而四环素类和氨基糖苷类抗生素则作用于 30S 亚基。由于哺乳动物细胞的核糖体为 80S，由 40S 亚基和 60S 亚基组成，故影响蛋白质合成的药物在常用剂量下对宿主细胞的蛋白质合成过程无明显影响。

（四）影响核酸和叶酸的代谢

喹诺酮类药物抑制 DNA 回旋酶，阻碍 DNA 复制而产生杀菌作用，利福平与敏感的 DNA 依赖性 RNA 聚合酶的 β 亚单位结合，抑制 RNA 合成的起始阶段，阻碍 mRNA 的形成而杀菌。磺胺类、甲氧苄啶抑制四氢叶酸合成，导致核酸代谢障碍，细菌生长繁殖受到抑制。哺乳类动物细胞能直接利用周围环境中的叶酸进行代谢，而细菌必须自身合成叶酸，所以磺胺类药仅对细菌细胞有作用而对哺乳动物细胞无作用。

二、细菌耐药性

（一）耐药机制

1.失活酶和钝化酶的产生　细菌通过产生破坏或修饰抗生素使之失去抗菌作用的酶，使药物在作用于菌体之前即被破坏或失效。常见失活酶或钝化酶如下。

（1）β-内酰胺酶：细菌对 β-内酰胺类抗生素耐药主要是由于产生 β-内酰胺酶。不论需氧菌或厌氧菌，也不论是革兰阳性菌或阴性菌，在接触 β-内酰胺类抗生素后，能产生 β-内酰胺酶，不同程度地使其 β-内酰胺环的酰胺链断裂而失去抗菌活性。革兰阳性菌中葡萄球菌属是产 β-内酰胺酶的主要致病菌，此种酶主要水解青霉素类，为一种胞外酶，多数可被诱导；肠球菌属则很少产酶；几乎所有的革兰阴性菌均可产生某些染色体介导的 β-内酰胺酶，其中多数对头孢菌素类抗生素具水解能力。β-内酰胺酶可由质粒介导或染色体介导而产生，分别称为质粒介导 β-内酰

胺酶与染色体介导 β-内酰胺酶。

(2)氨基糖苷类钝化酶:是临床上细菌对氨基糖苷类产生耐药性的最重要原因。许多革兰阴性杆菌、金黄色葡萄球菌和肠球菌属均可产生钝化酶而耐药。氨基糖苷类钝化酶主要有以下 3 类:①乙酰转移酶(AAC),使游离氨基乙酰化。②磷酸转移酶(APH),使游离羟基磷酸化。③核苷转移酶(AAD),使游离羟基核苷化。经钝化酶作用后的氨基糖苷类可能通过以下机制失去抗菌活性:①与未经钝化的氨基糖苷类竞争细菌细胞内转运系统。②不能与核糖体结合。③失去干扰核糖体功能的作用。

(3)氯霉素乙酰转移酶:是由某些金黄色葡萄球菌、表皮葡萄球菌、D 组链球菌和革兰阴性杆菌产生的,由质粒或染色体基因编码的胞内酶,能使氯霉素转化为无抗菌活性的代谢物。

(4)红霉素酯化酶:细菌对红霉素和其他大环内酯类的耐药机制主要是细菌核糖体的靶位发生变化所致。但最近发现产生失活酶是其另一耐药机制,如大肠埃希菌分离到红霉素酯化酶可水解红霉素结构中的内酯环而使之失去抗菌活性。

2.抗生素的渗透障碍

(1)外膜屏障:由于细菌细胞壁的障碍或细胞膜通透性的改变,使药物无法进入菌体内发挥效能。如革兰阴性菌细胞壁黏肽层外存在的脂双层组成的外膜,能阻碍疏水性抗菌药进入菌体内。此外,外膜的屏障还与外膜上存在的多种孔蛋白有关。细菌的膜孔蛋白发生特异的突变,使细菌失去某种特异性膜孔蛋白可导致耐药性的产生。

(2)主动外排泵:近来研究表明,细菌对抗菌药物的耐药与一种需要能量的主动流出系统密切相关。目前已报道的具有主动外排泵的致病菌,包括金黄色葡萄球菌、大肠埃希菌、表皮葡萄球菌、铜绿假单胞菌等。涉及的抗菌药物,包括四环素、大环内酯类、β-内酰胺类、氯霉素等。目前细菌对抗菌药物的主动外排泵分为 4个家族:①MF 家族。②RND 家族。③SMR 家族。④ABC 家族。细菌的主动外排泵中起运输作用的大多来自 MF 和 RND 家族。

3.靶位改变 细菌通过改变靶位酶,使抗生素不易发挥作用,如某些肺炎链球菌、淋病奈瑟球菌、金黄色葡萄球菌等能改变其青霉素结合蛋白的结构或产生一种新的青霉素结合蛋白,使其与 β-内酰胺类抗生素的亲和力降低而导致耐药。

4.其他 细菌可增加对抗菌药物拮抗物的产量而耐药。如对磺胺耐药的金黄色葡萄球菌对氨苯甲酸(PABA)产量是敏感菌的 20 倍。此外,细菌代谢状态的改变、营养缺陷及外界环境的变化等均可导致细菌耐药。

(二)耐药性的产生

随着抗菌药物在临床上的广泛应用,致病菌和重要条件致病菌接触到种类繁多的抗菌药,不得不改变生物合成路线,加强防御力来抵抗外来侵犯,由此造成临床耐药致病菌所致感染的治疗困难。

细菌耐药可分为两类:①固有耐药,天然或突变产生的染色体基因介导的耐药性。②获得耐药,细菌接触抗生素后产生的由质粒介导的耐药性,是自然界中最主要、最多见的耐药现象。耐药质粒可通过转化、转导、接合、易位或转座等方式在微生物间转移。

突变:突变发生在以前敏感的细菌。突变可能发生在基因编码蛋白质的过程,使其结构改变,不再与药物结合。突变也可能发生在负责转运药物的蛋白质、某个调节基因和启动因子,从而改变靶位、转运蛋白或灭活酶的表达。

转导:转导由噬菌体完成,由于噬菌体的蛋白外壳上掺有细菌 DNA,如这些遗传物质含有药物耐药基因,则新感染的细菌将获得耐药,并将此特点传递给后代。

转化:细菌将环境中的游离 DNA 掺进细菌,这种转移遗传信息的方式叫作转化。肺炎链球菌耐青霉素的分子基础即是转化的典型表现,耐青霉素的肺炎链球菌产生不同的青霉素结合蛋白(PBP),该 PBP 与青霉素的亲和力低。对编码这些不同的 PBP 的基因进行核酸序列分析,发现有一段外来的 DNA 为嵌合体,这些来源不明的 DNA 很可能来源于链球菌。这些链球菌经同源重组以获得相应的 PBP 基因。

接合:细胞间通过性菌毛或桥接进行基因传递,称之为接合。编码多重耐药基因的 DNA 可能经此途径转移,它是耐药扩散的极其重要的机制之一。可转移的遗传物质中含有质粒的两个不同的基因编码部位,一个编码耐药部分,叫耐药决定质粒;另一个质粒称为耐药转移因子,含有细菌接合所必需的基因。两个质粒可单独存在,也可结合成一个完整的 R 因子。某些编码耐药性蛋白的基因可在细菌基因组或质粒 DNA 的不同位置间跳动,即从质粒到质粒,从质粒到染色体,从染色体到质粒。

由于耐药基因的多种方式在同种和不同种细菌之间移动,促进了耐药性及多重耐药性的发展。多重耐药性已成为一个世界范围内的问题,致使新的抗菌药物不断涌现仍追不上耐药性的产生。因此,在某些情况下,限制抗菌药物的使用,可以降低耐药的发生率和危害性。临床医生必须严格掌握使用抗菌药物的适应证。

(三)重要致病菌的主要耐药机制

革兰阳性菌中最易产生耐药性的是金黄色葡萄球菌,耐药金黄色葡萄球菌主要有 3 种：①金黄色葡萄球菌产酶株，因产生 β-内酰胺酶使青霉素水解失活，但对苯唑西林仍敏感。②甲氧西林耐药金黄色葡萄球菌，由于细菌产生一种新的青霉素结合蛋白 PBP2，而与 β-内酰胺类抗生素的亲和力降低，对所有 β-内酰胺类均耐药，但对万古霉素敏感。③耐受性菌株，因菌株缺乏自溶酶而引起。表皮葡萄球菌的耐药程度通常较金黄色葡萄球菌更显著，但耐药机制相似。肠杆菌科细菌和其他革兰阴性菌耐药性较普遍，涉及前述的不同耐药机制。

（四）细菌耐药性的防治措施

1.合理使用抗菌药物　①建立细菌耐药性监测网。②医务人员严格掌握抗菌药物的适应证，有条件时应进行病原学检查或药敏试验，以调整用药。③掌握合适的剂量和疗程。④严格掌握抗菌药物局部用药，预防用药和联合用药，防止滥用。

2.防止医院中耐药菌的交叉感染　①对耐药菌感染患者进行隔离。②医务人员也应定期检查带菌情况。

3.加强药政管理　抗菌药物应由受过培训的医师开出处方方可配药。此外，有计划地将抗菌药物分期、分批交替使用，也有助于防止和减少细菌耐药性。

第十章　抗病毒药

　　病毒是细胞内的寄生物,由衣壳内包裹双螺旋或单螺旋的 DNA 或 RNA 构成。某些病毒也具有脂质外衣,其含有抗原型糖蛋白。多数病毒含有或可编码其在宿主细胞内扩增所需的酶类,它们"霸占"宿主细胞的代谢机器。有效抗病毒药物抑制病毒特异性的复制事件,或优先抑制病毒而非宿主细胞的核酸或蛋白质合成。

　　DNA 病毒包括痘病毒(天花)、疱疹病毒(水痘、带状疱疹、口腔和生殖器疱疹)、腺病毒(结膜炎、咽喉痛)、肝病毒(乙型肝炎)和乳头状病毒(疣)。DNA 病毒进入宿主细胞核,利用宿主的多聚酶转录出 mRNA,mRNA 再被翻译成病毒特异的蛋白质。

　　对于 RNA 病毒,在宿主细胞内的复制依赖病毒体(完整的感染性病毒颗粒)中的酶合成其 mRNA,或依赖病毒的 RNA 作为其 mRNA。mRNA 被翻译成各种病毒蛋白,包括 RNA 多聚酶负责更多的病毒 mRNA 和基因组 RNA。多数 RNA 病毒在宿主细胞胞质中完成其复制,但某些病毒,如流感病毒被转至宿主细胞核。RNA 病毒包括德国麻疹病毒(引起德国麻疹)、杆状病毒(引起狂犬病)、微小 RNA 病毒(引起脊髓灰质炎)、脑膜炎病毒、感冒病毒、甲型肝炎病毒、沙粒病毒(引起脑膜炎)、拉沙热病毒、虫媒病毒(引起西尼罗河脑膜脑炎、黄热病、丙型肝炎)、第 4 类病毒(引起流感)、副黏液病毒(引起麻疹、腮腺炎)、冠状病毒(引起感冒、严重的急性呼吸系统综合征)。

　　反转录病毒是 RNA 病毒,所引起的疾病如艾滋病(获得性免疫缺陷综合征)、T 细胞白血病(人嗜 T 淋巴细胞病毒-1)。它们含有反转录酶,由病毒 RNA 模版制造出 DNA 副本,DNA 副本整合进入宿主基因组,再转录为基因组 RNA 和 mRNA,翻译出病毒蛋白质。肝 DNA 病毒的多聚酶具有反转录酶活性。

　　典型的有效药物抗病毒谱相对局限、靶向某个特异的病毒蛋白,多为病毒核酸合成所涉及的酶(多聚酶或转录酶),或某个病毒加工蛋白(蛋白酶)。单个核苷酸变化导致靶蛋白的关键氨基酸被替换,常引起针对抗病毒药物的耐药(抵抗)。多数药物抑制活动性复制,药物移出后病毒复制又可进行。宿主的有效免疫反应对感染康复是必要的。抗病毒治疗失败，可能因患者免疫力受损或病毒耐药。多数耐药病毒是从免疫力受损患者而来的，或因长期感染，病毒量大、重复或长疗程抗病毒治疗所致。虽然某些药物对抗病毒有效，但抗病毒药物不能清除非复制期或休止期病毒。临床效应需在感染部位达到抑制浓度，通常是感染细胞内。如核苷酸同类物必须被摄入，在细胞内被磷酸化。因此，在不同类型细胞和不同的代谢状态，关键酶或竞争性物质的浓度影响抗病毒活性。抗病毒药物的体外敏感性试验通常不能标化，结果取决于检测系统、细胞种类、病毒接种物和实验室。体外药物浓度、血液或其他体液中的药物浓度和临床反应之间，大多缺乏明了的关系。

一、抗疱疹病毒药物

Ⅰ型单纯疱疹病毒（HSV-1）能引起口、面、皮肤、食管和脑的疾病。Ⅱ型单纯疱疹病毒常致生殖器、直肠、皮肤、手或脑膜的感染。两种病毒均可致新生儿的严重感染。

阿昔洛韦是抗病毒药的原形，在细胞内被病毒激酶磷酸化，继而被宿主细胞酶转化为病毒 DNA 合成酶抑制药。相关药物包括喷昔洛韦和更昔洛韦。

1.阿昔洛韦和伐昔洛韦

（1）化学性质和抗病毒活性：阿昔洛韦是环鸟嘌呤核苷类似物，在侧链上无 3′位羟基。伐昔洛韦是阿昔洛韦的 L 缬氨酰酯型前休药。

阿昔洛韦的临床应用仅限于疱疹病毒，抗 HSV-1 的活性最强，抗 HSV-2 的活性减半，抗水痘带状疱疹病毒和 EB 病毒的活性减至 1/10。抗巨细胞病毒和人疱疹病毒（HHV-6）的作用最次。高浓度阿昔洛韦不影响未感染的哺乳动物细胞。

（2）作用机制和耐药：阿昔洛韦选择性抑制病毒的 DNA 合成有赖于对 2 个特定的病毒蛋白的作用，即单纯疱疹病毒胸嘧啶激酶（TK）和 DNA 多聚酶。TK 易化细胞摄取和起始的磷酸化。阿昔洛韦对单纯疱疹病毒 TK 的亲和力比对宿主酶的亲和力高 200 倍。细胞内的酶将阿昔洛韦转换成三磷酸阿昔洛韦，三磷酸阿昔洛韦在单纯疱疹病毒感染的细胞中，浓度比未感染细胞高出 40～100 倍，与内源性脱氧鸟苷三磷酸（dGTP）竞争。阿昔洛韦三磷酸竞争性抑制病毒 DNA 多聚酶，而对细胞 DNA 多聚酶的抑制作用甚微。阿昔洛韦三磷酸也掺入病毒 DNA，在此作为链的终止子，因其缺乏 3′-α-羟基。通过自杀性灭活，使含有阿昔洛韦的 DNA 模版终止与 DNA 多聚酶的结合，导致难逆性失活。

产生阿昔洛韦耐药的机制有 3 条：病毒缺乏或 TK 量少、改变 TK 底物特异性，如使胸嘧啶磷酸化，但阿昔洛韦不能被磷酸化，或改变病毒 DNA 多聚酶。耐药变异存在于天然病毒群体,在受治患者分离物中存在病毒的异源混合物。临床的 HSV 分离物中最常见的耐药机制是 TK 活性缺乏或低下;病毒 DNA 多聚酶的突变罕见。典型耐药被定义为抑制浓度>(2~3)μg/ml。

同样,VZV 对阿昔洛韦耐药的机制是 TK 和多聚酶突变。

(3)吸收、分布和消除:阿昔洛韦的口服生物利用度 10%~30%,随药物剂量增加而降低。伐昔洛韦口服后快而完全地被转化为阿昔洛韦。此转化反映药物在肠、肝的首过消除。与阿昔洛韦不同,伐昔洛韦是肠和肾脏肽转移酶的底物。阿昔洛韦于用药后 2h 出现血浆药物峰浓度,伐昔洛韦的峰浓度水平只是阿昔洛韦的4%。尿中的伐昔洛韦不到用量的 1%,大多以阿昔洛韦消除。

阿昔洛韦在体液中广泛分布,包括囊液、房水和脑脊液。与血浆比,唾液浓度低,阴道分泌物中浓度变异大。阿昔洛韦在乳汁、羊水和胎盘中被浓缩。新生儿血浆水平与母体相同。局部用药后经皮肤吸收少。

肾功能正常的成人,阿昔洛韦的血浆半衰期约 2.5h,新生儿为 4h,无尿患者的半衰期为 20h。阿昔洛韦的主要消除途径是以原形被肾小球滤过和肾小管分泌在尿中排出。

(4)不良反应:阿昔洛韦耐受良好,局部用药可能产生黏膜刺激感。用于生殖器患部可能产生烧灼感。

口服阿昔洛韦常引起恶心、腹泻、皮疹或头痛,罕见肾功能不全和神经毒性。伐昔洛韦也可引起头痛、恶心、腹泻、肾脏毒性和 CNS 症状。高剂量的伐昔洛韦可能引起思维混乱、幻觉、肾脏毒性,少见严重的血小板减少,但有时对于免疫力受损患者是致命的。阿昔洛韦使新生儿中性粒细胞减少。生殖器疱疹使用阿昔洛韦治疗长达 10 年以上都是安全的。妊娠期用过阿昔洛韦的母亲所产婴儿,未见更多的先天性异常。

阿昔洛韦静脉用药的限量毒性主要是肾功能不全和 CNS 不良反应。用药前已存在肾功能不全、高剂量、血浆药物浓度>25μg/mL 都是危险因素。约 5% 的患者出现可逆性的肾功能不全,可能与尿结晶有关。表现包括恶心、呕吐、frank 痛和氮质血症。输药太快、脱水和尿量不足均增加此危险性。给药必须恒速,时程不能少于 1h,停药或补液往往能缓解肾毒性。1%~4% 的患者出现神经毒性,表现为感觉异常、震颤、肌痉挛、谵妄、癫痫发作和锥体外系症状。注射液外漏可能引起静脉炎,还可致皮疹、出汗、恶心、低血压,也可能出现间质性肾炎。血液透析对严重病例有用。

阿昔洛韦合用齐多夫定可能引起严重的嗜睡和昏睡。合用环孢素可增加其肾毒性。丙磺舒降低阿昔洛韦的肾脏清除率、延长血浆半衰期。阿昔洛韦通过竞争肾分泌功能,妨碍其他药物的肾脏清除率,如甲氨蝶呤。

(5)治疗应用:对于免疫功能正常者,阿昔洛韦和伐昔洛韦对首次感染单纯疱疹病毒的治疗效果优于复发者。这些药物对免疫力受损者尤其有效,因其经历更频繁和更严重的 HSV 和 VZV 感染。因 VZV 对阿昔洛韦的敏感性不如 HSV,故治疗水痘或带状疱疹感染需用较大剂量。口服伐昔洛韦治疗单纯疱疹感染疗效与阿昔洛韦相同,对带状疱疹效果更好。

①单纯疱疹病毒感染:对初期的生殖器 HSV 感染,口服阿昔洛韦(200mg,每天 5 次;或 400mg,每天 3 次;连续治疗 7～10d)和伐昔洛韦(1000mg,每天 2 次,连续 7～10d)明显减少病毒脱落、症状和愈合时间。对于严重的原发生殖器 HSV 感染的住院患者,静脉注射阿昔洛韦 5mg/(kg·8h)有同样疗效。浅表用阿昔洛韦的效果要差得多。这些措施并不能降低生殖器病损复发的危险性。初期,阿昔洛韦(200mg,每天 5 次;或 400mg,每天 3 次;连续治疗 5d;或 800mg,每天 3 次,治疗 2d)或伐昔洛韦(500mg,每天 2 次,治疗 3～5d)可使复发性生殖器 HSV 时间缩短 1～2d。长期口服阿昔洛韦(400mg,每天 2 次;或 200mg,每天 3 次)或伐昔洛韦(500mg,对复发者可用 1000mg,每天 1 次)可抑制复发性生殖器疱疹。用药期间,复发率降低约 90%,明显减少亚临床脱落,伐昔洛韦抑制生殖器疱疹,易感伴侣被感染的危险性降低 50%。

口服阿昔洛韦 600mg/m², 每天 4 次,治疗 10d,对原发性疱疹性龈口炎有效,但对复发性口唇疱疹疗效一般。高剂量伐昔洛韦 2g,每天 2 次,可缩短口唇疱疹病程 1d。阿昔洛韦表面用药,对复发性唇和生殖器单纯疱疹病毒感染有效。阿昔洛韦预防性用药(400mg/d,用药 1 周)可使日光引起的 HSV 感染复发减少 73%。对初次或复发性生殖器疱疹,妊娠晚期用阿昔洛韦,可减少病毒脱落和剖宫产。

对于黏膜皮肤感染 HSV 的免疫力受损患者,静脉注射阿昔洛韦,每 8h 250mg/m², 用药 7d,可缩短愈合时间、疼痛时间和病毒脱落期。口服阿昔洛韦 800mg,每天 5 次或伐昔洛韦 100mg,每天 2 次,治疗 5～10d 也有效。停药后常见复发,可能需长期抑制。对于非常局限的唇和面部 HSV 感染,表面用阿昔洛韦有用。在免疫力受损的 HSV 深部播散患者和烧伤感染 HSV 患者,需静脉注射阿昔洛韦。

对于免疫抑制的血清学阳性患者,全身用阿昔洛韦预防黏膜皮肤 HSV 感染高度有效。对于骨髓移植患者,移植前开始静脉用阿昔洛韦每 8～12h 250mg/m², 持续数周可预防 HSV 病。对于可以耐受口服用药者,口服阿昔洛韦(400mg,每天 5 次)

是有效的,长期口服阿昔洛韦 200～400mg,每天 3 次,用药 6 个月,也减少 VZV 感染的危险性。对于 HSV 性脑炎,阿昔洛韦 10mg/(kg·8h),至少用药 10d,使病死率降低 50%,改善神经学后果。许多专家推荐,使用较大剂量 15～20mg/kg 和延长疗程(达 21d)。对于侵入性新生儿 HSV 感染,静脉给予阿昔洛韦 10mg/(kg·8h),21d,比低剂量更为有效。停用阿昔洛韦后,新生儿和免疫抑制患者的脑炎可能复发。

阿昔洛韦的眼用制剂(在美国无此药)对疱疹性角膜结膜炎有效。

对于免疫功能正常患者,耐药性 HSV 感染罕见;在免疫力受损患者,耐药 HSV 可致广泛的黏膜皮肤疾病,但罕见脑膜脑炎、肺炎和其他脏器疾病。接受阿昔洛韦治疗的免疫力受损患者中 6%～17% 为耐药 HSV 感染。阿昔洛韦停药后复发多为敏感病毒,但对于 AIDS 患者可能是耐阿昔洛韦病毒所致。对病情发展的患者,静脉注射膦甲酸治疗是有效的,但阿糖腺苷无效。

②水痘—带状疱疹病毒感染:出疹的前 24h 内,口服阿昔洛韦对儿童和成人的水痘是有效的。体重达 40kg 的儿童,阿昔洛韦 20mg/kg,剂量可达 800mg,每天 4 次,治疗 5 天,减少新的损伤的形成和发热。在中重度患者应予考虑这种治疗(年龄＞12 岁者、长期皮肤和肺部疾患者、正接受糖皮质激素治疗者或长期使用水杨酸制剂者)。成人在起病 24h 内开始治疗,口服阿昔洛韦 800mg,每天 5 次,用药 7d,使愈合时间缩短 2d,受损部位的最大数量减少 50%,缩短发热时程。静脉注射阿昔洛韦对水痘性肺炎或脑炎有效。接触后口服阿昔洛韦 10mg/kg,每天 4 次,用药 7～14d,可降低水痘的危险性。

对局部带状疱疹的老年患者,出现皮疹的 72h 内开始口服阿昔洛韦 800mg,每天 5 次,用药 7d,减轻疼痛和缩短愈合时间。眼部带状疱疹的治疗可减少眼并发症。长时间的阿昔洛韦和泼尼松合用 21d,加速带状疱疹的愈合,改善生活质量,优于其各药单用。伐昔洛韦 100mg,每天 3 次,用药 7d,能更快缓解与带状疱疹有关的疼痛。

在长期过渡角化或疣损和脑脊膜神经根炎的 HIV 患者分离到对阿昔洛韦耐药的 VZV。静脉注射膦甲酸对耐阿昔洛韦 VZV 感染有效。

③其他病毒:阿昔洛韦对已经存在的 CMV 感染无效,但可用于免疫力受损患者的 CMV 感染。对于 CMV 血清学阳性的骨髓移植者,静脉注射高剂量阿昔洛韦,每 8h 500mg/m²,持续 1 个月,可使 CMV 疾病的危险性降低约 50%,如继续长时间口服阿昔洛韦 800mg,每天 4 次,用药半年,明显改善存活。移植后,阿昔洛韦 2000mg,每天 4 次,用药 100d,与静脉注射更昔洛韦预防同样有效。对于某些实体器官移植受者,口服高剂量阿昔洛韦或伐昔洛韦 2000mg,每天 4 次,抑制 3 个月可

减少 CMV 病的危险性,但口服缬更昔洛韦效果更好。与阿昔洛韦比,高剂量伐昔洛韦减少晚期 HIV 患者的 CMV 病,但毒性更大,可能缩短存活。

2.西多福韦

(1)化学性质和抗病毒活性:西多福韦是胞嘧啶核苷类似物,抑制疱疹病毒、乳头瘤病毒、多瘤病毒、痘疮病毒和腺病毒。

西多福韦是一种磷酸盐,被细胞而非病毒的酶磷酸化。本药抑制耐阿昔洛韦 TK-缺陷或 TK 改变的 HSV 或 VZV 株、耐更昔洛韦 CMV 株(UL97 突变),但对多聚酶突变或耐膦甲酸 CMV 株无效。西多福韦与更昔洛韦或膦甲酸合用,对 CMV 产生协同抑制作用。

(2)作用机制和耐药机制:西多福韦通过减慢甚或终止链的延长而抑制病毒 DNA 合成。西多福韦被细胞酶代谢成其活性二磷酸形式,二磷酸代谢物在感染和非感染细胞的浓度相同。二磷酸西多福韦既是 dCTP 的竞争性抑制药、又是病毒 DNA 多聚酶的替代性底物。其在细胞内的半衰期长,竞争性抑制 CMV 和 HSVDNA 多聚酶所需浓度分别是抑制人 DNA 多聚酶所需浓度的 1/8～1/600。西多福韦的磷酰胆碱代谢物在细胞内的半衰期长达 87h,可能是药物在细胞内的储存形式。二磷酸西多福韦的半衰期长,使其治疗用药次数减少。

耐西多福韦的 CMV 是由于病毒 DNA 多聚酶发生突变。视网膜炎患者治疗 3 个月后,约 30% 患者对西多福韦发生轻度耐药。存在 DNA 聚合酶和 UL97 激酶突变的高耐更昔洛韦的 CMV 对西多福韦耐药,用更昔洛韦治疗过的可能对西多福韦选择性耐药。某些耐膦甲酸的 CMV 对西多福韦交叉耐药,DNA 聚合酶突变可产生三药耐药变异株。

(3)吸收、分布和消除:口服西多福韦生物利用度非常低,静脉用药后的血浆半衰期约 2.6h,分布容积接近全身水容积,CSF 浓度低。大面积黏膜皮肤受损者,表面用药吸收少,血浆浓度低(<0.5μg/ml)。

西多福韦经肾小球滤过和肾小管分泌,>90% 以原形经尿排出。丙磺舒(用西多福韦前 3h 给 2g,和用西多福韦后 2～8h 给 1g)阻滞西多福韦在肾小管的分泌,从而减少与肾毒性有关的肾脏清除。肾衰竭患者的西多福韦半衰期延长,腹膜透析和血液透析可排出用量的 50% 以上。

(4)不良反应:肾毒性是静脉用药的剂量限制性不良反应。近曲小管功能不全包括蛋白尿、氮质血症、糖尿、代谢性酸中毒。合用丙磺舒和盐水负荷降低出现肾毒性的危险。在每两周 5mg/kg 的维持剂量下,高达 50% 患者出现蛋白尿,10%～15% 的人血清肌酐水平升高,15%～20% 的人出现中性粒细胞减少。静脉注射西多福韦,常发生前色素层炎(可用糖皮质激素治疗)和睫状肌调节麻痹,眼张力过低少见。进食,服用镇吐药、抗组胺药和(或)乙酰氨基酚可改善药物耐受。

丙磺舒改变齐多夫定的药代动力学,丙磺舒存在时,应降低齐多夫定的剂量,但西多福韦无此作用。因丙磺舒需改变剂量的药物包括 β-内酰胺类抗生素、非甾体抗炎药物(NSAID)、阿昔洛韦、劳拉西泮、呋塞米、甲氨蝶呤、茶碱和利福平。忌同服肾毒性药物,曾用过氨基糖苷类抗生素、喷他脒、两性霉素 B、膦甲酸、NSAID 或造影染料者,如需用西多福韦,间隔应不低于 1 周。足剂量的西多福韦与静脉注射更昔洛韦合用,耐受差。

西多福韦局部用药时,约 1/3 患者可出现局部反应,如烧灼感、疼痛和瘙痒,偶见溃疡。

西多福韦是潜在的致癌物,被列为妊娠 C 类药。

(5)治疗应用:静脉注射西多福韦获准用于治疗 HIV 感染患者的 CMV 视网膜炎。静脉给西多福韦 5mg/kg,每周 1 次,连用 2 周,然后每 2 周 1 次,对初次治疗的 CMV 视网膜炎患者延缓病程,也用于更昔洛韦和膦甲酸治疗失败者或对其耐药者。在西多福韦治疗期间可能有持续的 CMV 病毒血症。5mg/kg 的维持剂量效果比 3mg/kg 好,但耐受欠佳。静脉给西多福韦被用于治疗耐阿昔洛韦的黏膜皮肤 HSV 感染、器官移植患者的腺病毒病、进行性多灶性白质脑病或 HIV 患者的广泛性软疣蔓延等。对于肾移植的 BK 病毒肾病患者,无丙磺舒者可减低用量(每 2～3 周 0.25～1mg/kg)。

表面用西多福韦凝胶,在某些 HIV 患者的耐阿昔洛韦 HSV 黏膜皮肤感染可消除病毒脱落和皮损,一直用于治疗免疫力受损患者的肛门生殖器疣、触染性软疣和女性宫颈上皮内瘤。内用西多福韦缓解成人和儿童的呼吸道乳头状瘤病。

3.二十二醇　二十二醇是长链不饱和醇,美国 FDA 批准其 10% 的 OTC 霜剂治疗复发性口唇疱疹。在前驱症状或皮损出现的 12h 内开始表面用药,可缩短愈合时间 1d,耐受良好。出现丘疹或晚期给药无效。

4.伐昔洛韦和喷昔洛韦

(1)化学性质和抗病毒活性:伐昔洛韦是 6-去氧喷昔洛韦的二乙酰酯前体药。喷昔洛韦[9-(4-羟基-3-羟甲基丁基)鸟嘌呤]是环鸟核苷的同类物。

喷昔洛韦的抗病毒谱和活性、对 HSV 和 VZV 的作用强度都与阿昔洛韦相似。也抑制 HBV。

(2)作用机制和耐药机制:喷昔洛韦抑制 DNA 多聚酶,在 HSV 或 VZV 感染的细胞,喷昔洛韦被病毒 TK 磷酸化。喷昔洛韦三磷酸竞争性抑制病毒 DNA 多聚酶,尽管此活性只是阿昔洛韦三磷酸的 1%,但其在感染细胞浓度高、持续时间长。喷昔洛韦三磷酸在细胞内的长半衰期(7～20h),提供长时间的抗病毒效应。因其有 3′-羟基,虽不终止 DNA 链但却抑制 DNA 链延长。

治疗中耐药发生率低。TK 缺陷者,对阿昔洛韦耐药的疱疹病毒对喷昔洛韦交叉耐药。

(3)吸收、分布和消除:口服喷昔洛韦生物利用度低(5%),伐昔洛韦口服吸收良好,通过侧链去乙酰化和嘌呤环的氧化,伐昔洛韦被迅速代谢成喷昔洛韦,口服伐昔洛韦后喷昔洛韦的生物利用度约 70%。进食减慢吸收,但不影响整个生物利用度。在血浆中,可检测到少量 6-脱氧前体但无伐昔洛韦。分布容积是全部体液的 2 倍。喷昔洛韦的消除半衰期为 2h,＞90%以原形经尿排泄。口服伐昔洛韦后,约 10%非肾脏清除,主要是从粪排出,但喷昔洛韦(用量的 60%)及其 6-去氧前体(＜10%)主要经肾排出。肌酐清除率＜30mL/min,血浆半衰期约 10h,血液透析可有效地清除喷昔洛韦。代偿性肝功能受损者,喷昔洛韦的血浆峰浓度较低,但生物利用度相等。

(4)不良反应:口服伐昔洛韦可致头痛、腹泻、恶心和呕吐,有报道见荨麻疹、皮疹、幻觉或意识模糊状态(尤其是老年人)。外用罕见局部反应。短期治疗的耐受性同阿昔洛韦。

高浓度的喷昔洛韦有致突变作用,在人长期使用(1 年)对精了无影响。未考察其在妊娠期的安全性,被列为妊娠 B 类药。

(5)治疗应用:口服伐昔洛韦、外用喷昔洛韦、静脉用喷昔洛韦获准用于 HSV 和 VZV。口服伐昔洛韦(250mg,每天 3 次,用药 7～10d)治疗首发生殖器疱疹的疗效同阿昔洛韦。生殖器 HSV 复发者,伐昔洛韦治疗(125 或 25mg,每天 2 次,治疗 5d)缩短愈合时间和症状 1d。伐昔洛韦(250mg,每天 2 次,治疗 1 年)能有效抑制生殖器 HSV 复发,如每天用药 1 次则疗效较差。较高剂量(500mg/d)减少 HIV 患者的 HSV 复发。静脉给喷昔洛韦(每 8～12h 5mg/kg,用药 7d),治疗免疫力受损患者的黏膜皮肤 HSV 的疗效与静脉给阿昔洛韦相似。在免疫功能正常复发口唇 HSV 患者,局部用喷昔洛韦霜(每天 2 次,用药 4d),缩短愈合时间和症状 1d。

在免疫正常的 VZV 成年患者,病程＜3d 者,伐昔洛韦(500mg,每天 3 次,用药 10d)缩短愈合时间、减轻带状疼痛,疗效至少与阿昔洛韦同,尤其是老年患者。治疗带状疱疹和减轻相关疼痛,伐昔洛韦与缬阿昔洛韦相似。伐昔洛韦(500mg,每天 3 次,用药 7～10d)治疗免疫力受损的带状疱疹和眼带状疱疹的疗效,与口服高剂量阿昔洛韦相同。

伐昔洛韦治疗长期 HBV 患者,剂量依赖性地减少 HBVDNA 和转氨酶水平,但效果次于拉米夫定。对多药耐药变异株引起的耐拉米夫定的 HBV 感染伐昔洛韦无效。

5.福米韦生　福米韦生是磷硫酰反义寡核苷酸,与 CMV 早期转录区的 mRNA 序列互补,通过序列特异和非特异的机制抑制 CMV 复制,包括抑制病毒与细胞的结合。对耐更昔洛韦、膦甲酸和西多福韦的 CMV 耐药株,福米韦生仍有效。

对 CMV 视网膜炎的其他药物治疗不能耐受或没有反应者,可进行福米韦生的玻璃体内注射。注射后,从玻璃体房水清除的半衰期约 55h,遍布视网膜,可能被局部的核外酶消化。在 HIV 感染者的顽固性、危及视力的视网膜炎,福米韦生注射(每周 330μg,用药 3 周,然后每 2 周 1 次,或每月 1 号和 15 号各 1 次)明显延缓视网膜炎的进展。眼部的不良反应包括虹膜炎,发生率约 25%,可局部给予糖皮质激素应对;15%～20%患者出现玻璃体炎、混浊、眼内压增加等。近期用过西多福韦者发生炎症反应的危险性增加。

6.膦甲酸

(1)化学性质和抗病毒活性:膦甲酸(磷酸三钠甲酸盐)是无机焦磷酸盐类似物,具有抑制疱疹病毒和 HIV 作用。

高浓度膦甲酸(0.5～1mmol/L)可逆性抑制非感染细胞的增殖。

(2)作用机制和耐药机制:膦甲酸直接与疱疹病毒的 DNA 多聚酶或 HIV 反转录酶作用,抑制病毒核酸合成。其被细胞缓慢摄取,在细胞内无明显代谢。膦甲酸可逆性、非竞争性阻滞病毒多聚酶的焦磷酸结合部位,抑制焦磷酸从脱氧核苷三磷酸解离。膦甲酸抑制疱疹病毒 DNA 多聚酶的作用比抑制细胞 DNA 多聚酶 α 的作用强 100 倍。对膦甲酸耐药的疱疹病毒其 DNA 多聚酶有点突变,从而改变膦甲酸的活性。

(3)吸收、分布和消除:口服生物利用度低。静脉用药后,玻璃体的药物浓度与血浆浓度相近,CSF 水平约为血浆的 66%。80%以上的药物以原形经尿排泄。血浆清除率与肌酐清除率成比例,肾功能是调节剂量的指针。血浆清除是完全的,初始半衰期为 4～8h,终末半衰期为 4d。用药量的 10%～20%被骨组织储存再缓慢释放。血液透析可有效清除膦甲酸。

(4)不良反应:膦甲酸主要的限量毒性是肾毒性和低钙血症。约半数用药者出现血清肌酐水平升高,但通常在停药后恢复。高剂量、静脉快速给药、脱水、已有肾功能不全、同时使用肾毒性药物等都是危险因素。急性肾小管坏死、结晶性肾病、肾原性尿崩症和间质性肾炎均有报道。盐水负荷有助于降低肾毒性危险。

膦甲酸在生理 pH 环境是高度离子化的,代谢异常很常见,包括 Ca^{2+} 和磷的增加或减少、低镁血症、低钾血症。如同时静脉给喷他脒增加低钙血症的危险。

CNS 不良反应包括头痛、震颤、兴奋、癫痫发作等,其他不良反应如皮疹、发热、恶心或呕吐、贫血、白细胞减少、肝功能异常、心电图改变、血栓性静脉炎、疼痛性生殖器溃疡。表面用药可能引起局部刺激,口服可能产生胃肠道紊乱。在试验动物,高浓度的膦甲酸致突变,引起牙和骨骼异常。对妊娠和儿童的安全性尚不清楚。

(5)治疗应用:静脉用膦甲酸对 CMV 视网膜炎是有效的,包括对更昔洛韦耐药的感染、其他形式的 CMV 感染、对更昔洛韦耐药的 HSV 和 VZV 感染。膦甲酸在水溶液中难溶解,故需给予大容积。

对 AIDS 患者的 CMV 视网膜炎,膦甲酸[60mg/(kg·8h)或 90mg/(kg·12h),治疗 14～21d;然后 90～120mg/(kg·d)长期维持治疗]可使 90% 患者获得临床稳定。对于 AIDS 患者,膦甲酸控制 CMV 视网膜炎的作用与更昔洛韦一样好,但改善患者存活效果更佳,可能与其本身有潜在的抗 HIV 活性有关。因不良反应而停用膦甲酸的发生率是更昔洛韦的 3 倍。合用膦甲酸和更昔洛韦,比各自单用效果更好,合用可治疗实体器官移植的耐更昔洛韦 CMV 感染。膦甲酸对 AIDS 或器官移植患者的其他 CMV 综合征有帮助,但单用对骨髓移植患者的 CMV 肺炎无效。对骨髓移植受者,用膦甲酸[60mg/(kg·12h),治疗 2 周;继而 90mg/(kg·d),用药 2 周]进行 CMV 病毒血症的前期治疗,疗效同静脉注射更昔洛韦,却更少发生中性粒细胞减少。对于 HIV 感染者,膦甲酸可减少 Kaposi′s 肉瘤危险性。膦甲酸也用于玻璃体内注射。

在耐阿昔洛韦的黏膜皮肤 HSV 感染,低剂量膦甲酸[40mg/(kg·8h),用药 7d 或更长],可停止病毒脱落,约 75% 患者的创面愈合。膦甲酸对耐阿昔洛韦的 VZV 感染也似乎有效。膦甲酸霜剂可用于免疫力受损患者的慢性耐阿昔洛韦感染。

7.更昔洛韦和缬更昔洛韦

(1)化学性质和抗病毒活性:更昔洛韦[9-(1,3-二羟基-2-丙氧基甲基)鸟嘌呤]是环鸟嘌呤核苷类似物,结构与阿昔洛韦相似,只是侧链上多 1 个羟甲基。缬更昔洛韦是更昔洛韦的 L-缬氨酰酯。

更昔洛韦抑制所有的疱疹病毒,对 CMV 抑制作用尤甚。对人骨髓祖细胞的抑制浓度与抑制 CMV 复制的浓度相近,此与临床应用所见之骨髓毒性相吻合。

（2）作用机制和耐药机制：更昔洛韦抑制病毒 DNA 合成。更昔洛韦被单磷酸化，在 HSV 感染期间被细胞内病毒 TK 催化、在 CMV 感染期间被 UL97 编码的病毒磷酸转移酶催化，再经细胞酶作用生成更昔洛韦二磷酸和更昔洛韦三磷酸。后者在被 CMV 感染的细胞内的浓度比未感染细胞至少高 10 倍，竞争性抑制 dGTP 掺入 DNA，更明显抑制病毒 DNA 多聚酶。更昔洛韦被掺入病毒和细胞 DNA。掺入病毒 DNA，导致其 DNA 链延长受阻。

细胞内的更昔洛韦三磷酸浓度为阿昔洛韦三磷酸的 10 倍，细胞内半衰期约 24h。这些差异使更昔洛韦抗 CMV 的活性更强，抑制 CMV 每天用药 1 次即可。

病毒 UL97 基因突变使细胞内更昔洛韦磷酸化减少或 DNA 多聚酶突变均可使 CMV 对更昔洛韦产生耐药。UL97 和 DNA 多聚酶双突变株形成高耐药变异株，对西多福韦和膦甲酸交叉耐药。对耐阿昔洛韦、TK 缺陷的 HSV 株，更昔洛韦的效应要小得多。

（3）吸收、分布和消除：进食后口服更昔洛韦的生物利用度约 6％～9％。口服缬更昔洛韦吸收好，然后很快水解成更昔洛韦；用缬更昔洛韦后更昔洛韦的生物利用度约 60％，食物使缬更昔洛韦的生物利用度提升 25％。进食时口服大剂量缬更昔洛韦之血药浓度与静脉用药可比。静脉给药后，玻璃体液的药物水平与血浆浓度相当或更高，玻璃体水平下降的半衰期约 24h。

肾功能正常者，血浆半衰期为 2～4h，90％以上以原形经肾排出。肌酐清除率降低，更昔洛韦的血浆半衰期呈线性增加，严重的肾功能不全，血浆半衰期可达 28～40h。

（4）不良反应：骨髓抑制是更昔洛韦主要的限量毒性。15％～40％的患者出现中性粒细胞减少，5％～20％患者血小板减少。中性粒细胞减少可能是致命的，常出现在治疗的第 2 周，停药后 1 周内恢复。与粒细胞集落刺激因子合用，有助于治疗更昔洛韦诱发的中性粒细胞减少。口服缬更昔洛韦除发生静脉注射有关的毒性外，还引起恶心、疼痛、腹泻。

5％～15％的患者出现 CNS 不良反应，范围从头痛到行为改变，甚或惊厥和昏迷。约 1/3 患者因骨髓抑制或 CNS 毒性而中途停药。也可能出现静脉炎、氮质血症、贫血、发热、肝功能异常、恶心、呕吐、嗜红细胞增多等。

在实验动物观察了更昔洛韦的致畸、胚胎毒性、生殖毒性，被归类在妊娠 C 类药。

齐多夫定和其他细胞毒物质增加骨髓抑制的危险性，肾毒性药物影响更昔洛韦的肾排泄。丙磺舒和阿昔洛韦减少更昔洛韦的肾排泄。扎西他滨增加口服更昔洛韦生物利用度的 22%。口服更昔洛韦使去羟肌苷的吸收和血浆峰浓度翻倍。

(5)治疗应用:更昔洛韦用于免疫力受损患者的 CMV 视网膜炎的治疗和长期抑制是有效的,对器官移植受者预防 CMV 疾病也有效。在 CMV 视网膜炎患者,诱导治疗(每 12h 静脉用药 5mg/kg,治疗 10~21d),约 85%的患者可以改善或稳定。通常治疗 1 周,减少病毒排放;治疗 2 周,眼底镜检查改善。因存在复发的高度危险,AIDS 患者的视网膜炎需要抑制性治疗(每周总量 30~35mg/kg,分次给予)。在初始的静脉用药治疗后,口服更昔洛韦(1000mg,每天 3 次)对抑制视网膜炎是有效的。口服更昔洛韦对 CMV 视网膜炎的初始控制(900mg,每天 2 次,21d)和持续抑制(900mg/d)的疗效同静脉给药。

更昔洛韦玻璃体内注射一直在使用,抑制视网膜炎进展,眼内植入更昔洛韦缓释制剂的效果优于全身用药。

对 AIDS 患者和实体器官移植受者,更昔洛韦治疗[5mg/(kg・12h),治疗 14~21d]有助于改善其他 CMV 症状。同时降低免疫抑制治疗,有效率>67%。疗程取决于病毒血症的清除率,适时从早期的静脉用药转为口服。CMV 病往往在初次治疗后复发。对于骨髓移植受者的 CMV 肺炎患者,单用更昔洛韦无效。然而更昔洛韦合用静脉给免疫球蛋白或 CMV 免疫球蛋白,可降低 CMV 肺炎病死率 50%。更昔洛韦治疗有益于患有先天性 CMV 病的婴儿。

更昔洛韦用于器官移植受者 CMV 感染的预防和先期治疗。骨髓移植受者用更昔洛韦先期治疗[5mg/(kg・12h),治疗 7~14d,随后每天 5mg/kg,治疗 100~120d],对预防 CMV 肺炎高度有效,降低病死率。器官移植时开始更昔洛韦治疗,减少 CMV 发病率,但并不改善存活,可能其感染的原因涉及更昔洛韦降低中性粒细胞的作用。

对于实体器官移植受者,静脉用更昔洛韦,或口服更昔洛韦,或口服缬更昔洛韦,均减少 CMV 病的风险。口服更昔洛韦(1000mg,每天 3 次,治疗 3 个月)减少肝移植受者 CMV 病的危险。通常口服缬更昔洛韦预防效果优于口服大剂量阿昔洛韦。错配实体器官移植受者,口服缬更昔洛韦(900mg,每天 1 次)比口服更昔洛韦的抗病毒活性更强,同样减少 CMV 病。

未接受去羟肌苷的晚期 HIV 患者,口服更昔洛韦(1000mg,每天 3 次)降低 CMV 病的危险,眼内植入更昔洛韦,外加口服高剂量更昔洛韦(1500mg,每天 3 次)可进一步延缓视网膜炎进程,减少新的 CMV 病,可能也减少皮肤多发性出血性肉瘤。

少数器官移植患者,尤其是错配实体器官受者,对更昔洛韦耐药,预后不佳。抗胸腺细胞球蛋白治疗和延长更昔洛韦疗程都是危险因素。在 AIDS 病和免疫力受损患者,CMV 病由耐更昔洛韦 CMV 所致。治疗 9 个月后,约 1/4 的视网膜炎患者出现耐药,耐药 CMV 见于 CSF、玻璃体液和内脏部位。

更昔洛韦眼科用凝胶制剂用于治疗 HSV 角膜炎有效。对长期乙型肝炎,口服更昔洛韦降低 HBVDNA 水平和转氨酶水平。

8.碘苷　碘苷是碘化胸嘧啶类似物,体外抑制各种 DNA 病毒复制,包括疱疹病毒和痘病毒。

碘苷抑制 HSV-1 的浓度比阿昔洛韦的浓度至少高 10 倍。碘苷缺乏选择性,低浓度抑制未感染细胞。碘苷三磷酸抑制病毒 DNA 合成,掺入病毒和细胞 DNA,增加断裂和引起错误转录。也见于对碘苷耐药。

在美国,碘苷获准用于 HSV 角膜炎的局部治疗,在美国以外,也用于治疗唇疱疹、生殖器疱疹和带状疱疹。对眼 HSV 感染,局部用碘苷对上皮感染比间质感染效果更好。不良反应包括疼痛、瘙痒、发炎和水肿,累及眼或眼睑;变态反应罕见。

9.曲氟尿苷　曲氟尿苷(5-三氟甲基-2′-脱氧尿嘧啶)是氟化嘧啶核苷,体外抑制 HSV-1、HSV-2、CMV、牛痘和某些腺病毒。

曲氟尿苷抑制疱疹病毒复制,包括对阿昔洛韦耐药株。曲氟尿苷也抑制细胞 DNA 合成。

曲氟尿苷抑制病毒 DNA 合成:曲氟尿苷单磷酸不可逆性地抑制胸嘧啶合成酶。曲氟尿苷三磷酸竞争性抑制胸嘧啶三磷酸掺入 DNA,曲氟尿苷掺入病毒和细胞 DNA。临床已分离到耐曲氟尿苷的 HSV 耐药株。

曲氟尿苷获准用于治疗 HSV-1 和 HSV-2 引起的原发性角膜结膜炎和复发性上皮角膜炎。对 HSV 眼部感染,局部用曲氟尿苷的作用优于碘苷,与阿糖腺苷相似。不良反应包括不适、眼睑水肿,高敏反应、刺激和角膜病不常见。对某些耐阿昔洛韦的 HSV 所致皮内感染,局部用曲氟尿苷有效。

二、抗流感病毒药物

1.金刚烷胺和金刚乙胺

(1)化学性质和抗病毒活性:金刚烷胺和其 α-甲基衍生物金刚乙胺都是三环胺。

两药特异性抑制流感病毒复制。金刚乙胺的活性比金刚烷胺强 4～10 倍。

(2)作用机制和耐药机制:金刚烷胺和金刚乙胺抑制病毒复制的早期阶段,可能是病毒脱壳；对某些毒株，对晚期的病毒装配也有作用，可能是调节凝集素过程。作用的原始部位是流感 A 病毒的 M2 蛋白，其为具有离子通道作用的膜蛋白。

少见原发性耐药，但可见于某些鸟和猪流感病毒，包括人 H5N1。有药物存在时，数次传代后出现病毒耐药，发生率约 30%。在耐药株，抑制浓度增加>100 倍，由单个核苷酸改变，致使 M2 跨膜区的氨基酸被替代。金刚烷胺和金刚乙胺交叉敏感和耐药。

(3)吸收、分布和消除：老年人剂量减半即可达到同样的药物水平，两药的分布容积非常大。金刚烷胺在鼻腔分泌物和唾液中的浓度与血清浓度相近，可随乳汁分泌。金刚乙胺在鼻黏膜中的浓度比血浆浓度高 50%。金刚烷胺主要以原形从尿中排出。因金刚烷胺的消除高度依赖于肾功能，老年人的消除半衰期增加 1 倍，即使肾功能轻度降低，也建议调整剂量。相反，金刚乙胺被广泛代谢，羟化、结合、葡萄糖苷化，60%～90%以代谢物形式在尿中排泄。

(4)不良反应：金刚烷胺和金刚乙胺用药最常见的不良反应是胃肠道反应和 CNS 问题，包括神经过敏、头晕、注意力难集中、失眠、味觉丧失、缺氧、恶心。金刚烷胺治疗(200mg/d)，5%～33%的患者出现 CNS 不良反应，但用金刚乙胺明显减少。尤其是在老年患者中，合用抗组胺药、抗精神病药，或抗胆碱药均增加肾毒性。在老年人，因肾功能减退，金刚烷胺需调低剂量(100mg/d)，20%～40%虚弱老年患者，不良反应出现在更低剂量。用量 100mg/d，金刚乙胺比金刚烷胺更易耐受。

高血浆浓度的金刚烷胺(1.0～5.0μg/mL)引起严重的神经毒性反应，包括谵妄、幻觉、癫痫、昏迷和心律失常。可能使已存在的癫痫恶化、引发精神病症状。动物实验见致畸作用，安全性被归在妊娠 C 类药。

(5)治疗应用：金刚烷胺和金刚乙胺可有效用于流感 A 病毒感染的预防和治疗。两药(200mg/d,可分 2 次服用)用于季节性预防，减少 A 型流感病 70%～90%。在流感流行期间，可预防医院流感，减少医院流感的爆发。100mg/d 的剂量能抗流感，且耐受良好。两药用于接触病人后预防都有效。

对于未接种流感疫苗，或因免疫受损而接种无效的高危人群，两药的医院预防是一种补救方式。一旦流感在社区内确定，预防用药应尽快启动，持续 4～8 周。药物可与免疫接种同时开始，用药持续至保护性免疫机制建立。

无并发症的成人流感患者，早用金刚烷胺和金刚乙胺治疗(200mg/d,用药 5d)，可缩短病程 1～2d，加速功能恢复，可能缩短病毒脱落时程。对于儿童，金刚乙胺治疗能降低患病率、降低病毒滴度，但受治儿童的病毒脱落延续更久，尚未建立最佳剂量和疗程。

从 30％的受治患者分离到耐药变异株。耐受变异常见于免疫力受损患者或住院儿童。耐药病毒传染所致患病与药物预防失败有关,耐药变异株是致病性的、能引起典型的流感。

2.奥塞米韦

(1)化学性质和抗病毒活性:奥塞米韦是唾液酸类似物,强效抑制流感病毒的唾液苷酸酶。

磷酸奥塞米韦是乙酯类前体药物。奥塞米韦羧酸酯的抗病毒谱和强度与扎那米韦相似。本药抑制耐金刚烷胺和耐金刚乙胺的 A 型流感病毒及某些耐扎那米韦的变异株。

(2)作用机制和耐药机制:流感唾液酸苷酶解离尾端唾液酸残基,破坏病毒血凝素所识别的受体,其存在于细胞表面、子代病毒颗粒、呼吸道分泌物,是病毒从感染细胞释放出来的。奥塞米韦使唾液酸苷酶的活性部位产生构象改变,抑制其活性,导致病毒在细胞表面凝集,减少病毒在呼吸道的扩散。

对奥塞米韦耐药的流感变异株含有血凝集素和(或)唾液酸苷酶的突变。最常见的耐药变异株在动物模型已降低感染性和毒性。院外患者奥塞米韦治疗,耐药变异株在成人为 0.5％,儿童为 5％,住院儿童高达 18％。

(3)吸收、分布和消除:口服磷酸奥塞米韦吸收迅速,在胃肠道和肝脏经酯酶降解出活性奥塞米韦羧酸盐。羧酸盐的生物利用度约 80％;食物不降低其生物利用度,但减少胃肠道症状。羧酸盐的分布容积近似于细胞外液。前体药和活性代谢物主要以原形经肾消除。

(4)不良反应:口服奥塞米韦引起恶心、腹部不适,偶见呕吐,可能是局部刺激所致。胃肠道反应相对轻微,在用药过程中缓解,进餐时用药可减轻。奥塞米韦治疗流感的胃肠道不良反应发生率为 10％～15％,预防用药时发生率约 5％,老年患者的头痛发生率有所增加。

磷酸奥塞米韦和奥塞米韦羧酸盐对 CYP 没影响,蛋白结合率低,妊娠安全性有待确定(妊娠类别 C)。未获准用于 1 岁以下小儿。

(5)治疗应用:对于 A 型和 B 型流感病毒感染,口服奥塞米韦预防和治疗均有效。治疗感染前健康者的急性流感,奥塞米韦(75mg,每天 2 次,治疗 5d)缩短病程 1～2d,加速功能恢复,减少并发症危险,40％～50％患者需用抗生素。治疗可使住院的危险性减半。流感流行季节的预防性用药,奥塞米韦(75mg,每天 1 次)是有效的(70％～90％)。对接触者可短时用药(7～10d)。

3.扎那米韦

(1)化学性质和抗病毒活性:扎那米韦系唾液酸类似物,强而特异性地抑制 A型和 B 型流感病毒的唾液酸苷酶。扎那米韦竞争性抑制流感病毒唾液酸苷酶,也影响其他病原的唾液酸苷酶,但只在很高浓度方抑制哺乳动物的唾液酸苷酶。体外见扎那米韦抑制 A 型和 B 型流感病毒复制,包括金刚烷胺和金刚乙胺耐药株、某些奥塞米韦耐药变异株。

(2)作用机制和耐药机制:扎那米韦抑制唾液酸苷酶,使病毒在细胞表面凝集,减少病毒在呼吸道的扩散。

体外见对扎那米韦耐药由病毒血凝集素和(或)唾液酸苷酶突变所致。血凝集素变异株通常在受体结合部位或邻近处突变,它们从细胞释放较少依赖唾液酸苷酶,但仍维持对某些药物的敏感性。唾液酸苷酶变异株在酶活性部位发生突变,降低扎那米韦的结合,有此改变的酶的活性和稳定性也降低。在免疫正常宿主中,尚未见扎那米韦耐药。

(3)吸收、分布和消除:扎那米韦口服生物利用度低(<5%),采用口腔吸入。吸入后,约 15% 到达下呼吸道,80% 在口咽部。全部生物利用度<20%。吸入扎那米韦的血浆 $t_{1/2}$ 平均 2.5～5h,静脉给药为 1.7h。90% 以上以原形在尿中消除。

(4)不良反应:表面用扎那米韦耐受良好。在某些无已知呼吸道疾病的流感患者中,见哮鸣和支气管痉挛,在哮喘和长期阻塞性气道疾病患者中见病情恶化,一般不用于这些情况。

(5)治疗应用:吸入扎那米韦,可有效预防和治疗 A 型和 B 型流感病毒感染。早用(10mg,每天 2 次,用药 5d)治疗成人和>5 岁的儿童流感,缩短病程 1～3d。在成人,使用抗生素的下呼吸道并发症减少 40%。每天 1 次扎那米韦,可很好地预防社区获得性流感,用药 10d,可防治家庭传染。

三、抗肝炎病毒药物

1.阿德福韦

(1)化学性质和抗病毒活性:阿德福韦二匹伏酯是阿德福韦的双酯前体药,是腺苷单磷酸的非环化磷酸核苷类似物。

临床应用限于 HBV 感染,包括耐拉米夫定的 HBV 株。口服阿德福韦二匹伏酯,剂量依赖性地抑制肝 DNA 病毒复制。体外,合用阿德福韦和拉米夫定或其他抗 HBV 核苷,均加强抗肝 DNA 病毒活性。

(2)作用机制和耐药机制:阿德福韦二匹伏酯进入细胞,酯解出阿德福韦。细胞酶将阿德福韦转换成二磷酸盐,二磷酸阿德福韦竞争性抑制病毒 DNA 多聚酶和反转录酶,也作为病毒 DNA 合成的链终止物。其选择性源于对 HBVDNA 多聚酶的高亲和力。二磷酸盐的细胞内半衰期长,每天用药 1 次即可。长期感染 HBV 患者,经 3 年长期治疗,约 4% 对阿德福韦耐药,表明 HBV 多聚酶的特殊点突变。耐药问题有待确定。

(3)吸收、分布和消除:阿德福韦口服生物利用度低(<12%),但其二匹伏酯前体药可被迅速吸收,在肠和血液中被酯酶水解释出阿德福韦,此阿德福韦生物利用度为 30%~60%。食物不影响生物利用度,阿德福韦蛋白结合率低(<5%),分布容积等于体液(0.1~0.4L/kg)。

阿德福韦经肾排泄。口服阿德福韦二匹伏酯后,24h 内 30%~45% 以原形出现在尿中。消除半衰期为 5~7.5h,肌酐清除率<50mL/min 时需降低剂量,血液透析可移出阿德福韦。

(4)不良反应:阿德福韦引起剂量相关的肾毒性,表现为氮质血症和低磷血症、酸中毒、糖尿、蛋白尿,通常停药后可恢复。低剂量(10mg/d)用于长期 HBV 感染患者,不良反应较少(头痛、腹部不适、腹泻、哮喘),肾毒性几乎可以忽略不计。约 2% 患者因不良反应停药。用药 2 年后,约 2% 患者的肌酐清除率明显升高,用药前已有肾功能不全者升高更甚。有时见停药后发生急性、严重的肝炎恶化,需密切观察,可能需要恢复期抗病毒治疗。

虽然降低肾功能的药物、竞争性抑制肾小管分泌的药物都能减少阿德福韦的清除,但未发现临床重要的药物相互作用。阿德福韦与抗反转录病毒药合用,可能增加乳酸酸中毒和肝脂肪变的危险性。

高剂量引起试验动物肾小管功能不全、肝毒性和淋巴组织毒性。阿德福韦二匹伏酯无生殖毒性(妊娠 C 类药)。

(5)治疗应用:阿德福韦二匹伏酯获准用于长期治疗 HBV。对于 HBVe-抗原阳性的长期乙型肝炎患者,阿德福韦二匹伏酯(10mg/d)治疗 48 周,使近半数患者的血清 HBV DNA 水平降低 100 倍以上,改善肝组织学,使转氨酶水平回归正常。继续治疗,增加转氨酶正常、e 抗原转阴的比例。在 e 抗原阴性的长期 HBV 患者中,产生同样的生化和组织学改善,在某些患者中可能逆转肝硬化。

在耐拉米夫定 HBV 感染患者中,阿德福韦持续降低血清 HBV DNA 水平,但拉米夫定单用或加用阿德福韦并无益处。在 HIV 和耐拉米夫定 HBV 双重感染患者中,阿德福韦二匹伏酯(10mg/d)明显降低血清 HBV DNA 水平,也成功地用于肝移植前和肝移植后的耐拉米夫定 HBV 感染患者。理想疗程依人群而异,对

HBV 并发症的长期疗效、与其他抗 HBV 药物的联合应用尚在研究中。

2.干扰素

(1)分类和抗病毒活性：干扰素(IFNs)具有抗病毒、免疫调节和抗增殖活性。合成干扰素是宿主细胞对各种诱导因素的应答。具有抗病毒活性的人类干扰素有3 种：α，β，γ。临床用的重组 αINFs 是分子质量约为 19 500Da 的非糖化蛋白质。

几乎所有细胞都可产生 INF-α 和 INF-β，作为对病毒感染、各种其他刺激，包括双螺旋 DNA 和某些细胞因子(如白介素-1、白介素-2 和肿瘤坏死因子 α)的应答。INF-γ 的合成仅限于 T 淋巴细胞和自然杀伤细胞，作为对抗原刺激、分裂原、特异的细胞因子的应答。INF-α 和 INF-β 有抗病毒和抗增殖作用；可刺激淋巴细胞、自然杀伤细胞和巨噬细胞的细胞毒作用；上调 I 类主要组织相容复合抗原。INF-γ 抗病毒活性较次，但免疫调节作用更强。IFN 抑制多数动物病毒，但 DNA 病毒相对不敏感。

(2)作用机制：与特异的细胞受体结合后，IFN 激活 JAK-STAT 通路，刺激特异基因的转录，合成 20 多种作用于病毒感染不同阶段的蛋白质。对许多病毒，主要效应是抑制蛋白质合成。IFN 诱导的蛋白质包括 $2'-5'$-寡腺苷酸[2-5(A)]合成酶和蛋白激酶，都能抑制双螺旋 RNA 存在时的蛋白合成。蛋白激酶选择性地使真核起始因子-2(eIF-2)磷酸化并失活。某些病毒对抗 IFN 效应，其方式是阻滞IFN 诱导的蛋白质合成或抑制其活性，如 HCV 耐 IFN 是通过抑制 IFN 诱导的蛋白激酶。IFN 也可能改变免疫反应；IFN 诱导的 MHC 抗原表达可加强细胞毒性T 淋巴细胞的溶解效应。IFN 可能中介许多病毒感染相关的全身症状和组织损伤。

(3)吸收、分布和消除：肌肉内或皮下注射 IFN-α，吸收大于 80%，血浆水平与剂量相关，4～8h 达峰值，18～36h 回归到基线。单次注射，外周血单核细胞内的2～5(A)合成酶水平在 6h 开始增加，持续 4d。外周血单核细胞的抗病毒状态的峰值在 24h，于注射后 6d 回到基线。肌内或皮下注射 IFN-β，血浆水平甚微，但可能升高 2～5(A)合成酶水平。全身用药后，在呼吸道分泌物、CNS、眼和脑可检测到低水平的 IFN。

因 IFN 诱发长时间的细胞效应，常规的药效学测定难以判断其活性。静脉用药后，IFN 从血浆中清除的方式复杂。皮下或肌内注射，IFN-α 的血浆清除半衰期为 3～8h，主要是向组织分布、细胞摄取、在肾和肝的降解。在尿中排泄的药物量微不足道。透析患者，IFN-$α_2$ 的清除降低 70%。

IFN 蛋白附着于惰性的聚乙二醇(PEG)，此为聚乙二醇化，减慢吸收，减少清除,血清浓度更高,维持时间更长,以致可每周用药 1 次。有 2 种聚乙二醇化的 IFN 供选用:聚乙二醇干扰素-α-2a(PegIFN-α-2a),聚乙二醇干扰素-α-2b(PegIFN-α-2b)。聚乙二醇干扰素-α-2b 有个 12 000Da 的 PEG,血浆半衰期从 2～3h 延长至 30～54h。聚乙二醇干扰素-α-2a 含一侧链为 40 000Da PEG,血浆半衰期延长至 80～90h。聚乙二醇干扰素-α-2a 于用药后 120h 达血清峰浓度,每周 1 次,5～8 周达稳态血浓。对聚乙二醇干扰素-α-2a,剂量相关的最大血浆浓度出现在用药后 14～44h,这些药代动力学差异引起抗病毒效应差别。增加 PEG 大小,半衰期延长,肾清除减少。约 30% 的聚乙二醇干扰素-α-2b 经肾排出,聚乙二醇干扰素-α-2a 主要在肝脏清除。晚期肾脏患者需减量。

(4)不良反应:注射 100 万～200 万 U 或更大量的干扰素,在注射后的头几小时内产生急性流感样症状,包括发热、畏寒、头痛、肌痛、关节痛、恶心、呕吐和腹泻。发热常于 12h 内缓解,多数患者慢慢产生耐受。预先用解热药可减轻发热反应。约半数内损伤性治疗生殖器疣的患者出现早期流感样病、注射部位不适、白细胞减少。

全身用药的限量毒性是骨髓移植、神经毒性(如嗜睡、思维混乱、抑郁),包括甲状腺炎在内的自身免疫性疾病,罕见心血管效应、低血压。可能发生肝酶和甘油三酯升高、脱发、蛋白尿和氮质血症、间质性肾炎、自身抗体形成、肺炎等。IFN 治疗的儿童常致脱发和个性改变。对外源性 IFN 产生中和性抗体与临床反应差少有关系。未确定对妊娠的影响(C 类)。

IFN 减少经肝 CYP 代谢的药物代谢。IFN 增加齐多夫定和利巴韦林的血液学毒性及其他药物的神经和心血管毒性。

聚乙二醇干扰素如同标准 IFN 能被较好耐受,停药率为 2%～11%,但发热、恶心、局部炎症和中性粒细胞减少发生率较高。HIV 感染者,严重的中性粒细胞减少和调整剂量的比例较高。

(5)治疗应用:重组的、天然的、聚乙二醇 IFN,在美国获准用于治疗尖锐湿疣、长期 HCV 感染、长期 HBV 感染、HIV 患者的 koposi 肉瘤、其他恶性肿瘤和多发性坏死。

①乙肝病毒(HBV):长期 HBV 感染患者,非胃肠给予 IFN,25% 患者改善血清学、生化学和组织学改变。维持疗效,需增加剂量和延长疗程,成人每天 500 万～1000 万 U;儿童按 600 万 U/m²,每天 3 次;疗程 4～6 个月。多数患者血浆中的 HBV DNA 和多聚酶活性迅速降低,但完全消失的比例＜33%。治疗前血清 HBVDNA 水平低、转氨酶水平高预后较好。在垂直获得性感染、抗 HBe 阳性,或因

HIV 而免疫抑制者,难以维持疗效。对于 HbeAg 阳性患者,PegIFN-α-2a 优于普通 IFN-α-2a。对于 HbeAg 阴性患者,PegIFN-α-2a 治疗(180mg,每周 1 次,疗程 24 周),约 60% 患者血清转氨酶恢复正常,在 20% 患者产生持续的病毒抑制。在治疗的第 2 或第 3 个月,伴随血清学(抗 HBe)改善常出现转氨酶升高和肝炎样症状,可能与针对感染肝细胞的免疫清除有关。对于某些失代偿的肝病患者,高剂量 IFN 可能引起骨髓抑制和临床恶化。

＞80% 的受治患者,其长期乙型肝炎得以缓解,常见 HBV 表面抗原转阴,组织学改善或稳定,降低肝脏相关的并发症和死亡的危险性。对某些由于 HBV 感染导致肾小球肾炎患者,IFN 治疗也有所帮助。IFN 对 50% 的长期丁型肝炎有效,但除非 HBsAg 消失,否则复发非常常见。

②丙肝病毒(HCV):在长期 HCV 感染,单用 IFN-α-2b 治疗(300 万 U,每周 3 次),可使 50%～70% 患者的转氨酶正常、血浆病毒 RNA 消失;复发率高,持续的病毒学改善＜25%。维持对病毒的治疗效果,方可获得长期的组织学改善,降低肝细胞恶变和肝衰竭的危险性。病毒的基因型和治疗前 RNA 水平影响治疗效果,但早期的病毒清除是维持疗效的最好预兆。治疗失败常见于 IFN 单独治疗,但这些患者和单药治疗后复发患者,均可合用 PegIFN 和利巴韦林进行有效治疗。IFN 治疗可能有益于 HCV 相关的冷球蛋白血症和肾小球肾炎。HCV 急性感染期的 IFN 治疗可减少其转为慢性的危险性。

在初治患者的长期改善方面,PegIFN 优于常规的每周 3 次的 IFN 治疗。皮下注射 PegIFN-α-2a(180mg,每周 1 次,疗程 48 周),或 PegIFN-α-2b(每周 1.5μg/kg),对 30%～39% 患者有效,包括病情稳定的肝硬化患者,对利巴韦林治疗中病情不稳定患者也是一种治疗选择。

利巴韦林加强常规 IFN 和 PegIFN 的疗效。合用 PegIFN-α-2a(180mg,每周 1 次,疗程 48 周)和利巴韦林(1～1.2g/d,分次用),产生持续疗效的比例高于 IFN 与利巴韦林合用。用药剂量、疗程取决于特异的 HCV 病毒的基因型。在合用 IFN 和利巴韦林治疗无效的病例中,15%～20% 对 PegIFN-α-2a 合用利巴韦林治疗仍可产生持续疗效。在尚未达到持续的抗病毒作用的患者也可见组织学改善。对代偿性肝硬化患者,治疗可逆转硬化病变,可能减少肝细胞恶变的危险性。

③乳头瘤病毒:在顽固性生殖器疣,内损性注射 IFN 的完全清除率为 36%～62%,但有其他更好的治疗方法。20%～30% 患者复发。内损性注射 IFN-α 对寻常疣可能有效。肌内或皮下注射,可逆转疣体大小,但毒性较大。全身 IFN 治疗对复发性青少年喉乳头状瘤和老年人喉部疾病治疗均有帮助。

④其他病毒：IFN 对各种疱疹病毒感染有效，包括生殖器 HSV 感染、局部带状疱疹感染和肾移植患者的 CMV 感染。与常规抗病毒治疗比，不良反应更多，疗效欠佳。表面合用 IFN 和曲氟尿苷对耐阿昔洛韦的黏膜皮肤 HSV 感染有效。

在 HIV 感染者中，IFN 有抗反转录病毒作用，合用齐多夫定只短暂获益却毒性更大。IFN-α（300 万单位，每周 3 次）对耐齐多夫定、HIV 相关的血小板减少症有效。

除腺病毒外，IFN 对呼吸道病毒具广谱抗病毒活性。然而，鼻内 IFN-α 预防用药，只对鼻病毒感冒有效，对已经存在的鼻病毒感冒无效。鼻部的不良反应限制了其长期用药。

3.拉米夫定

（1）化学性质和抗病毒活性：拉米夫定为核苷类似物，抑制 HIV 反转录酶和 HBV DNA 多聚酶。拉米夫定抑制 HBVDNA 复制，但细胞毒性轻微。细胞酶将拉米夫定转化为三磷酸盐，后者竞争性抑制 HBV DNA 多聚酶，引起链中止。在 HBV 感染细胞，其三磷酸盐在胞内的半衰期为 18h，无须频繁给药。

（2）作用机制和耐药机制：三磷酸拉米夫定强烈抑制 HBV 的 DNA 多聚酶和反转录酶，如与阿德福韦或喷昔洛韦合用，可加强对肝脏 DNA 病毒的抗病毒活性。HBV DNA 多聚酶的点突变明显降低药物敏感性，拉米夫定耐药可能会与恩曲他滨产生交叉耐药，另一突变可能参与对伐昔洛韦的交叉耐药。HBV 的拉米夫定耐药株对阿德福韦敏感，部分对恩替卡韦敏感。产生突变的病毒的复制能力不及野生型，但对拉米夫定耐药者伴有 HBV DNA 水平升高、清除 HbeAg 和血清转换的可能性降低、肝炎恶化、进行性纤维化、器官移植受者的移植物遭排斥。

（3）吸收、分布和消除：成人口服拉米夫定后，吸收迅速，生物利用度约 80%。分布广泛，分布容积近似于体液。血浆清除半衰期约 9h，用量的 70% 以原形在尿中消除。约 5% 被代谢成无活性的反式硫氧代谢物。在 HBV 感染的儿童，每天 3mg/kg 所达到的血浆药物水平近似于成人 100mg/d 所达水平。肌酐清除率<50 mL/min 者应降低剂量。

（4）不良反应：拉米夫定用于治疗长期 HBV 感染的剂量，一般耐受良好。约 15% 的受治者停药后出现转氨酶升高。

（5）治疗应用：拉米夫定获准用于成人和儿童的长期 HBV 肝炎治疗。对成人，100mg/d，用药 1 年，>40% 受治者 HBVDNA 水平降低、转氨酶水平恢复正常；>50% 受治者的肝脏炎症减轻。治疗 1 年后，约 20% 的受治者抗 HbeAg 抗体被逆转。在 2~17 岁人群中，拉米夫定（每天 3mg/kg，最大剂量 100mg，疗程 1

年),约 50％患者转氨酶水平恢复正常,20％患者的血清抗 HBe 逆转。对无耐药变异的,延长疗程可持续抑制 HBVDNA,改善组织学变化,使 HBeAg 和 HBV DNA 阴性的比例提升。对晚期肝纤维化和肝硬化患者,延长疗程使发生肝细胞恶变的危险性减半。随着疗程的延长,拉米夫定耐药株的发生率增加,疗程为 2、3、4 年的耐药发生率分别为 38％、53％和 67％。器官移植和合并感染 HIV/HBV 者耐药的危险性更高。

对 HBeAg 阳性患者,拉米夫定合用 IFN 或 PegIFN-α-2a 并无肯定的疗效改善。PegIFN-α-2a 加上拉米夫定治疗 1 年,对治疗后 HBeAg 的转阴率无明显改善。HIV 和 HBV 合并感染,较高剂量的拉米夫定有抗病毒作用,但少见抗 HBe 血清学逆转。肝脏移植前和移植后给予拉米夫定,可抑制 HBV 感染复发。

4.利巴韦林

(1)化学性质和抗病毒活性:利巴韦林是嘌呤核苷类似物,有一被修饰的碱基和D-核糖。

利巴韦林抑制诸多 RNA 和 DNA 病毒复制,包括 orthomyxo-,paramyxo-,arena-,bunya-病毒和虫媒病毒。治疗浓度可逆性抑制未感染细胞的大分子合成和增殖,抑制淋巴细胞反应,改变细胞因子类型。

(2)作用机制和耐药机制:利巴韦林改变细胞的核苷酸库,抑制病毒 mRNA 合成。宿主细胞酶将利巴韦林磷酸化,形成单、双和三磷酸衍生物。在非感染和 RSV 感染的细胞,主要代谢物是三磷酸利巴韦林,其在细胞内的半衰期<2h。单磷酸利巴韦林竞争性抑制细胞 5'-磷酸肌酐脱氢酶,影响 GTP 合成,进而影响核酸合成。三磷酸利巴韦林竞争性抑制 GTP 依赖的病毒 mRNA 的 5'罩盖,尤其是流感病毒的转录酶活性。利巴韦林有多个作用部位,一些(如抑制 GTP 合成)可能加强另一些的作用(如抑制 GTP-依赖性酶)。利巴韦林也加强病毒突变,使这些病毒的有效复制被抑制,即所谓致死性突变。对利巴韦林耐药的病毒,如 Sindbis 和 HCV 见有报道。

(3)吸收、分布和消除:利巴韦林在小肠近段经核苷酸转运体被主动吸收,生物利用度约 50％。在血浆发生蓄积,4 周达稳态血药浓度。食物明显增加血浆水平,气雾给药,呼吸道分泌物中的药物水平非常高。

由于细胞摄取,利巴韦林的分布容积大(10L/kg);血浆蛋白结合率甚微。达稳态血浓后,血浆半衰期为 200～300h,部分原因是红细胞浓集三磷酸利巴韦林,然后释放,此 $t_{1/2}$ 为 40d。肝脏代谢和肾脏排出是利巴韦林及其代谢物的主要消除途径。肝脏代谢涉及脱核糖和水解成氨甲酰三唑。肌酐清除率<50mL/min 患者

慎用利巴韦林。

（4）不良反应：气雾利巴韦林，可能引起结膜刺激、皮疹、短暂哮鸣，偶致可逆性肺功能恶化。如在呼吸机上用，注意监测，谨防呼吸机的阀门和管道堵塞。注意降低医护人员的环境接触。

全身用利巴韦林，由于血管外溶血和骨髓抑制，可引起与剂量有关的可逆性贫血。网状细胞增多，血清胆红素、铁和尿酸浓度都升高。静脉推注可能引起僵直。合用 IFN 和利巴韦林的 HCV 患者，约 20％因不良反应停药。除了 IFN 毒性外，口服利巴韦林增加许多不良反应的危险性，包括疲乏、咳嗽、皮疹、瘙痒、恶心、失眠、呼吸困难、抑郁，尤其是贫血。临床前研究证明，利巴韦林有胚胎毒性、致畸致肿瘤作用、垂体毒性。为预防可能的致畸作用，长期治疗停药后需洗脱半年。

孕妇不能直接看护接受利巴韦林气雾治疗的患者（FDA 妊娠 X 类药）。

利巴韦林抑制嘧啶核苷酸类 HIV 反转录酶抑制药的磷酸化和抗病毒活性，如齐多夫定和司坦夫定；但增加嘌呤核苷酸类反转录酶抑制药的活性，如去羟肌苷。

（5）治疗应用：口服利巴韦林合用非胃肠给 PegIFN-α-2a 或 PegIFN-α-2b，对慢性 HCV 感染是标准治疗。单用利巴韦林治疗 6～12 个月，可使 30％患者的转氨酶降至正常，但对 HCVDNA 水平无影响。合用 PegIFN-α-2a 和口服利巴韦林（体重＞75kg 者，500mg 或 600mg，每天 2 次，治疗 24～48 周），持续有效者增至 60％。合用 PegIFN-α-2a 和利巴韦林优于单用 IFN 或 PegIFN，在首次治疗患者，对单用 IFN 治疗无效或复发者，均可合用 PegIFN-α-2a 和利巴韦林。在少数 HCV/HIV 复合感染患者，合用利巴韦林和 PegIFN-α-2a 或 PegIFN-α-2b 可持续有效。联合用药一直被用于治疗肝脏移植后 HCV 感染复发。

利巴韦林气雾剂在美国获准用于治疗住院儿童的 RSV 支气管炎和肺炎。气雾利巴韦林（将 20mg/mL 的溶液在气雾器中被雾化成小颗粒，每天气雾 18h，用 3～7d）可减少某些病态表现，但不作为推荐使用。对住院时间、呼吸机支持、病死率、长期肺功能等无一致的改善。高剂量（60mg/mL，每次气雾 2 小时，每天 3 次）可缩短疗程。对于骨髓抑制和其他高度免疫力受损患者，利巴韦林气雾加静脉给免疫球蛋白减少 RSV 感染者的病死率。

静脉或气雾利巴韦林偶尔用于治疗流感病毒感染，治疗免疫抑制患者的腺病毒、牛痘病毒、副流感病毒和麻疹病毒感染。对住院儿童的流感病毒感染，气雾利巴韦林缩短发烧时间，但无其他优点。静脉给利巴韦林，可降低沙拉热的病死率，用于治疗与沙拉病毒相关的出血热。对汉坦病毒感染引起的、伴肾综合征的出血热，静脉注射利巴韦林有治疗作用，但对汉坦病毒相关的心肺综合征或 SARS 无效。

参 考 文 献

[1]陈广斌,陈华萍,吴柱国.抗感染临床药学[M].北京:科学出版社,2016.

[2]于红娜.临床常用抢救药物速查手册[M].河北:河北科学技术出版社,2012.

[3]徐向东.临床常用药物手册[M].北京:人民军医出版社,2011.

[4]党大胜,郭涛.全科医师合理用药速查[M].北京:人民军医出版社,2016.

[5]苏冠华,王朝晖.新编临床用药速查手册(第2版)[M].北京:人民卫生出版社,2016.

[6]周文.临床用药速查掌中宝[M].北京:人民卫生出版社,2012.

[7]陈志红.临床用药监护手册[M].上海:第二军医大学出版社,2010.

[8]倪健.中药药剂学[M].北京:中国医药科技出版社,2013.

[9]魏敏杰,周红.药理学[M].北京:中国医药科技出版社,2016.

[10]李乐.药学[M].杭州:浙江大学出版社,2010.

[11]戴体俊,徐礼鲜.简明药理学[M].北京:人民卫生出版社,2014.

[12]雷希.现代西药药理不良反应分析[J].临床合理用药杂志,2013,6(34):17+19.

[13]王楚盈,谢聪聪,李玉梅.药理与中药药理实践教学形成性评价的探索与实践[J].教育现代化,2016,3(36):157-158.

[14]张硕峰,贾占红,孙文燕,等.探究式实验教学在中药药理实验教学中的应用初探[J].中医教育,2017,36(01):9-11.

[15]任艳青,牛丽颖,刘姣,等.中药专业中药药理学科群发展模式的探讨[J].教育教学论坛,2016,(07):63-64.